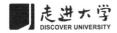
走进大学
DISCOVER UNIVERSITY

# 什么是 护理学？

## WHAT IS NURSING?

U0244452

姜安丽　周兰姝　刘　霖　主编

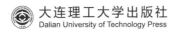

大连理工大学出版社
Dalian University of Technology Press

图书在版编目(CIP)数据

什么是护理学？/姜安丽,周兰姝,刘霖主编. --
大连 : 大连理工大学出版社,2023.1
ISBN 978-7-5685-3943-2

Ⅰ.①什… Ⅱ.①姜… ②周… ③刘… Ⅲ.①护理学
Ⅳ.①R47

中国版本图书馆 CIP 数据核字(2022)第 198033 号

什么是护理学？　SHENME SHI HULIXUE？

策划编辑:苏克治
责任编辑:于建辉　白　璐
责任校对:杨　书
封面设计:奇景创意

出版发行:大连理工大学出版社
　　　　　(地址:大连市软件园路 80 号,邮编:116023)
电　　话:0411-84708842(发行)
　　　　　0411-84708943(邮购)　0411-84701466(传真)
邮　　箱:dutp@dutp.cn
网　　址:https://www.dutp.cn

印　　刷:辽宁新华印务有限公司
幅面尺寸:139mm×210mm
印　　张:5.75
字　　数:97 千字
版　　次:2023 年 1 月第 1 版
印　　次:2023 年 1 月第 1 次印刷
书　　号:ISBN 978-7-5685-3943-2
定　　价:39.80 元

本书如有印装质量问题,请与我社发行部联系更换。

# 出版者序

高考，一年一季，如期而至，举国关注，牵动万家！这里面有莘莘学子的努力拼搏，万千父母的望子成龙，授业恩师的佳音静候。怎么报考，如何选择大学和专业，是非常重要的事。如愿，学爱结合；或者，带着疑惑，步入大学继续寻找答案。

大学由不同的学科聚合组成，并根据各个学科研究方向的差异，汇聚不同专业的学界英才，具有教书育人、科学研究、服务社会、文化传承等职能。当然，这项探索科学、挑战未知、启迪智慧的事业也期盼无数青年人的加入，吸引着社会各界的关注。

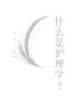

在我国，高中毕业生大都通过高考、双向选择，进入大学的不同专业学习，在校园里开阔眼界，增长知识，提升能力，升华境界。而如何更好地了解大学，认识专业，明晰人生选择，是一个很现实的问题。

为此，我们在社会各界的大力支持下，延请一批由院士领衔、在知名大学工作多年的老师，与我们共同策划、组织编写了"走进大学"丛书。这些老师以科学的角度、专业的眼光、深入浅出的语言，系统化、全景式地阐释和解读了不同学科的学术内涵、专业特点，以及将来的发展方向和社会需求。希望能够以此帮助准备进入大学的同学，让他们满怀信心地再次起航，踏上新的、更高一级的求学之路。同时也为一向关心大学学科建设、关心高教事业发展的读者朋友搭建一个全面涉猎、深入了解的平台。

我们把"走进大学"丛书推荐给大家。

一是即将走进大学，但在专业选择上尚存困惑的高中生朋友。如何选择大学和专业从来都是热门话题，市场上、网络上的各种论述和信息，有些碎片化，有些鸡汤式，难免流于片面，甚至带有功利色彩，真正专业的介绍尚不多见。本丛书的作者来自高校一线，他们给出的专业画像具有权威性，可以更好地为大家服务。

二是已经进入大学学习，但对专业尚未形成系统认知的同学。大学的学习是从基础课开始，逐步转入专业基础课和专业课的。在此过程中，同学对所学专业将逐步加深认识，也可能会伴有一些疑惑甚至苦恼。目前很多大学开设了相关专业的导论课，一般需要一个学期完成，再加上面临的学业规划，例如考研、转专业、辅修某个专业等，都需要对相关专业既有宏观了解又有微观检视。本丛书便于系统地识读专业，有助于针对性更强地规划学习目标。

三是关心大学学科建设、专业发展的读者。他们也许是大学生朋友的亲朋好友，也许是由于某种原因错过心仪大学或者喜爱专业的中老年人。本丛书文风简朴，语言通俗，必将是大家系统了解大学各专业的一个好的选择。

坚持正确的出版导向，多出好的作品，尊重、引导和帮助读者是出版者义不容辞的责任。大连理工大学出版社在做好相关出版服务的基础上，努力拉近高校学者与

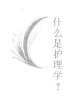

读者间的距离，尤其在服务一流大学建设的征程中，我们深刻地认识到，大学出版社一定要组织优秀的作者队伍，用心打造培根铸魂、启智增慧的精品出版物，倾尽心力，服务青年学子，服务社会。

"走进大学"丛书是一次大胆的尝试，也是一个有意义的起点。我们将不断努力，砥砺前行，为美好的明天真挚地付出。希望得到读者朋友的理解和支持。

谢谢大家！

苏克治

**2021 年春于大连**

# 前　言

人类从远古一路走来，就伴随着瘟疫与疾病，在与之抗衡的过程中，从来不缺少护理人员的身影，无论是过去的仁慈修女，还是现在的专业护士，虽然形象有所不同，却内涵相通，都是为了维持健康、守护生命。护理事业是神圣而美好的，她以奉献为天职，在帮助患者减少痛苦、重获健康的同时，也给他们的家人带来幸福和快乐；护理事业也是平凡而伟大的，她是知识、技术、爱心的结合，救人于危难，默默守护你我的健康。

每一门学科都有其特有的价值，但如果有一门学科，她所对应的职业能得到全世界的认可及尊崇，并且不论肤色、国籍与地域的人们都会在同一个日子为之纪念与

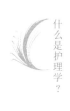

庆祝，这份殊荣，足以证明她的价值。护理学，正是以这样一份姿态，向全世界彰显：她是全人类的共同需要。虽然千百年来，古今中外，在工作领域和服务对象上，医护确实难以分开，但在专业拓展的道路上，护理学的工作领域和服务对象日益扩大，进而从临床医学中独立出来，以一个更加独立、专业、自信、成熟的姿态，走向未来。

为了帮助大家更好、更全面地了解这门学科，我们编写了这本科普读物，通过通俗易懂的文字，图文并茂地向大家展示她的内涵。本书共分为五章，在第一章回望护理学中，我们将带领您穿越历史长河，走进历史深处，去回望护理学的前世今生，一探这门古老而又年轻学科的真实面貌。第二章是认识护理学，我们每个人心中都有对护士形象的认知，但护士所从事的护理工作究竟是什么？她有什么特性？她与医学是什么关系？等等，对这些问题的解答，能够帮助您更科学地认识这门学科。而在对学科整体概貌和丰富内涵熟知的基础上，将更有助于您理解第三章学习护理学。在这一章中，您将全面了解当前我国护理学的教育层次及专业学习要求，而对国内外优秀护理院校的介绍，也有助于您做出对学校的选择。当然，专业的选择最终都将指向职业的发展，第四章的走进护理学，将会告诉您当下护理专业的就业优势，并且教会您如何成为一名优秀的护理人员。由于护理与人类的生存繁衍、文明进步息息相关,并随着社会的演变、科学技术的进步而不断地发展变化,在最后的第五章展望护理学中,我们将为您解读护理学在我国全民健康事业中的发展前景,呈现她的社会地位与价值。

本书由姜安丽教授、周兰姝教授、刘霖副教授主编,感谢张晖副教授、于海容副教授在本书编撰过程中给予的支持与帮助。囿于能力,本书难免存有疏漏,恳请各位专家、读者斧正。希望这本书能够帮助大家科学地认识护理学专业,更能激发您从事这门职业的热情,并投身于前景广阔的护理事业中来!

编 者

2022 年 5 月 4 日

# 目　录

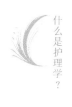

# 回望护理学

永志人道慈悲之真谛。

——弗洛伦斯·南丁格尔

在浩瀚的知识海洋中,护理学是一门既古老又年轻的学科。说她古老,是因为自有人类就有了护理活动;说她年轻,是因为她真正成为一门独立的学科才一百多年。现在让我们以护理学发展的重要影响因素为节点,回顾护理学发展的历史,了解护理学发展的过程。

## ▶▶ 文明与古代护理

可以说,护理学的发展是与人类的生存繁衍、文明进步息息相关的。

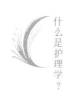

人类早期的护理行为没有理论支撑，主要内容是对身体的养护和安抚。护理者通常由家庭中的女性成员担任，护理形式主要是自我保护式、互助式、经验式和家庭式。

在古代，人类在狩猎、械斗及与自然灾害抗争的活动中发生疾病、创伤，随之就产生了相关的医疗护理实践和对实践的解释。人们把疾病看成由神鬼等超自然的力量所致，因此，医疗护理活动长期与迷信活动联系在一起，多通过巫术、符咒、祈祷等方式治疗疾病。在这个时期，医疗和护理并未区分，护士的职责通常是由家庭中的母亲承担，护理这种养育和照护的功能一直延续到现在。

随着人类文明的发展，人们开始以从自然界观察所得的经验性知识解释疾病现象，尝试应用草药、砭石、饮食、运动、清洁卫生等方法治疗伤痛和疾病。

在公元前 16 世纪的古埃及，人们开始对个人卫生和食品制作过程加以注意，以减少疾病的传播，同时也有了伤口包扎、止血、止吐、灌肠等护理技术。作为照护活动的提供者，古埃及妇女们为患者、老人以及分娩的贵族妇女提供护理。

印度最古老的宗教文献和文学作品总集《吠陀》中记载了类似现在的内科、外科、妇产科、儿科等疾病的治疗与护理方法,提出对产妇的护理应重视个人清洁卫生和保持室内空气新鲜。当时由于妇女不能外出工作,所以照顾患病者的护理人员大多是男性,他们被要求心灵手巧、身心纯洁、具备给药知识、顺从医生、忠于病人。

在古希腊神话中,太阳神阿波罗的儿子阿斯克勒庇俄斯是古希腊最受崇敬的医神,他的女儿海吉雅和波乃西亚分别被称为健康女神和医药女神,并作为护士的化身而受到人们的崇敬。在现实中,被誉为"医学之父"的希波克拉底创立了"四体液学说",提出疾病不是由于鬼神作怪,而是因为自然法则被破坏,并提出仔细观察病人,注重对发热病人、肾病病人的饮食护理等理论,强调了护理对疾病康复的重要性。

在我国战国至秦汉时期,传统医学的阴阳、正邪对立统一的整体辩证的思想也初步形成,著名的《黄帝内经》中就记载了疾病与饮食调护、精神护理与疾病康复的关系。

## ▶▶ 宗教与西方护理

如果说人类的护理产生于自然环境,那么宗教则是西方护理产生的根基。公元 1 世纪,随着基督教的兴起,

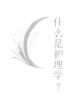

女性地位提高,有了受教育的机会,不少贵族妇女加入教会,作为女执事从事传道和护理病人的工作。她们虽未受过专业护理训练,但她们品德高尚、知识渊博、服务热忱、关爱病人,使得护理工作受到人们的欢迎。随着基督教堂和修道院的发展,欧洲各国建立了数以百计的大小医院,担任护理工作的人员主要是修女,护理工作的主要内容是改善卫生、采光、通风等治疗环境。作为最古老的护理职能之一的护士助产,在中世纪兴盛起来。1060年,意大利沙弗诺城一所医学校开始招收妇女学习产科,内容包括医院管理、护理和助产,考试合格后颁发证书。

受到宗教的影响,护理活动也是慈善性宗教活动之一,护理开始逐渐走向社会化、组织化,形成了一些宗教或非宗教的救护团体,如慈善修女会、奥古斯汀姐妹会等,护理的内容增加了改善医疗环境、家庭访视、教育病人等方面。

### ▶▶ 战争与近代护理

战争与医学是相对立的,战争剥夺生命,医学拯救生命。有杀戮就有救治,从某种程度上说,战争也促进了护理学的发展。

1096—1291 年,西欧封建主、意大利商人和天主教会对东部地中海沿岸地区发动了一场历时近 200 年的侵略性远征。参战士兵因衣服上有红十字作为标记,所以被称为十字军。长年的征战,导致许多士兵营养不良,伤病交加,这一情况刺激了欧洲救护运动的发展,约有 20 万名孤寡及未婚妇女从事伤兵的护理工作。十字军东征,一方面给交战各国人民带来深重的灾难,但在另一方面,也促进了医院护理的发展,展示了护理人员的勇敢奉献精神。

1853 年,克里米亚战争爆发,战争初期,英军的医疗条件非常恶劣。据当时报纸报道,在前线作战的英国士兵受伤患病后,由于得不到合理照护,死亡率高达 42%。这个消息引起社会民众极大震惊。当时在伦敦一所医疗机构担任院长的弗洛伦斯·南丁格尔被英国国防大臣授命为驻土耳其英军总医院护理监督(图 1)。她率领 38 名护士,奔赴前线。她们努力改善医院环境,设法调整膳食,加强伤员营养,为伤员清洗伤

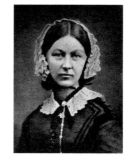

图 1　弗洛伦斯·南丁格尔肖像

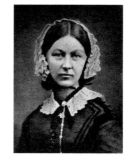

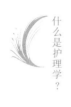

口，消毒物品，建立护士巡视制度，夜以继日地辛勤工作。除了精心护理患者外，她还亲自替伤病士兵书写家信，使他们获得精神慰藉。她的忘我服务精神赢得了其他医护人员和伤员的爱戴。士兵们称颂她为"提灯女神""克里米亚的天使"。在短短 6 个月内，南丁格尔和她的护理团队创造性的护理工作使得前线伤员死亡率下降到 2.2%。这种奇迹般的护理效果震动了英国朝野，改变了人们对护理的看法。南丁格尔回国后，受到全国人民的欢迎。1907 年，英王爱德华七世授予她功绩勋章。

经过克里米亚战场的护理实践，南丁格尔更坚信护理是科学的事业，护士必须接受严格的科学训练，护士应是品德优良、有献身精神的高尚的人。1860 年，她用公众捐助的南丁格尔基金在英国圣托马斯医院创办了南丁格尔护士训练学校——世界上第一所正式的护士学校。她创立的崭新的教育体制，成为近代科学护理教育的开端。她还完成了《医院札记》《护理札记》等多部专著，提出了著名的环境理论，并对护理学的本质和核心概念进行了阐述，被世界公认为近代护理学的奠基人。

1840—1842 年，鸦片战争的炮火打开了中国的大门，西方护理学伴随西方医学由传教士带到中国。1887 年，美国第一位来华护士麦克奇尼在上海妇孺医院首推南丁格尔制度并开办护士培训班。1888 年,美国的约翰逊在福州开办了中国第一所护士学校。随后,中国各大城市陆续开办了许多护士学校,并成立了第一个护理行业组织——中华护士会。当时的护士服装设计、护理管理制度、护理操作方法、护理教材编排、护理教学模式等都带有浓厚的西方色彩。

在土地革命战争、抗日战争和解放战争的烽火岁月里,护理工作在艰苦的战争环境下,在为军民的服务中得到淬炼和发展。中国共产党在革命根据地的红军医院,建立了护理工作的组织系统和较完整的护理管理制度,并在江西革命根据地开办了中央红色护士学校。成千上万的优秀护理工作者奔赴前线,出生入死地救治伤病员,为赢得战争的胜利立下了功劳,在历次战争中积累了丰富的战地救护经验,奠定了中国现代军事护理学的根基。

### ▶▶ 科学与现代护理

科学技术的发展,特别是医学科学的发展是推动护理学进步的根本力量。

#### ➡➡ 以疾病为中心的阶段

20 世纪前期,随着自然科学技术的进步,医学研究从

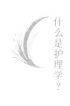

宏观步入微观，一些医学的基础学科，如解剖学、生理学、微生物学等生物科学体系建立。人们开始用生物医学的观点解释疾病和健康的关系，认为任何疾病都是生物或理化方面的影响所致，如细菌和外伤引发的身体器官的损伤和生理功能的紊乱，都可以在器官、组织上找到形态、结构和生物指标的特定变化。在这种观点的影响下，护理工作从属于医疗，主要围绕疾病展开，护士协助医生完成对患者的诊断和治疗工作，工作的主要内容是观察病情变化、执行医嘱和完成护理技术操作。在长期的护理实践中，护理学形成了各科疾病护理常规和护理技术操作规范。护士在从事护理工作前必须接受正规的护理教育，并依据护士执业注册制度要求，获得执业许可。1909 年，美国明尼苏达大学设置了第一个大学护理教育项目，该项目成为现代高等护理教育的开端。

➡➡ 以病人为中心的阶段

　　20 世纪中期，社会科学和系统科学的发展促使人们重新认识人类健康与生理、心理、环境的关系。1948 年，联合国主管世界卫生工作的专门机构——世界卫生组织（World Health Organization，WHO）提出新的健康定义："健康不仅是没有疾病和身体虚弱，而且还要有完整的生理、心理和社会适应的安适状态。"在新概念指导下,护理工作的内容、形式和方法都发生了根本性变革。从分工清楚、机械执行医嘱的功能制护理,转向对患者全面负责的责任制护理,遵循护理程序,对患者实施身体、心理和社会等全面的整体护理,并开始借鉴其他学科的相关理论,研究建立自己的学科理论体系。对护士独立工作能力和科研能力的需求也促进护理研究生教育的快速发展。此阶段护理已成为一门独立的专业。

### ➡➡ 以健康为中心的阶段

进入 20 世纪后期,随着社会的发展,科学技术的进步,医疗的诊断与治疗水平显著提高。然而在人们的物质生活水平提高的同时,人类疾病谱也发生了显著变化,与人的行为方式和生活方式密切相关的心脑血管疾病、恶性肿瘤、意外伤害等,成为威胁人类健康的主要问题。1977 年,美国医学家恩格尔提出在研究和治疗疾病的过程中要将生物、心理、社会因素结合起来考虑。这一新的医学观点被称为生物-心理-社会医学模式。医学模式的转变极大地影响了护理学理论和实践的发展,大大拓展了护理实践领域,推动了护士走出医院,走向家庭、社区、社会,为有健康保健需求的个体和群体提供服务。护理

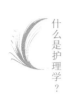

工作的范围已经超越了对疾病的护理，扩展到预防疾病、促进健康、免除痛苦的人生全过程。护士成为向社会所有人提供健康保健的重要力量。护理学成为一门独立的学科。

## ▶▶ 历史的花絮

### ➡➡ 燕尾帽的前世今生

燕尾帽是护士工作时佩戴的帽子，又称护士帽，是护理职业的象征，因其两翼造型酷似飞燕展翅而得名，象征着圣洁的白衣天使和职业的高尚。

护士帽的原型是修女的帽罩，因为最早在医院参与护理工作的是修女，而当时已有"修女应穿统一服装，且应有面罩"的规定。这些修女虽然没有经过护理技能培训，但她们的奉献精神给人们留下了美好印象。护士帽即由此演变而来，象征着"谦虚服务人类"。

多数史料提及，第一顶护士帽是南丁格尔戴的帽子。在一些国家的邮票上，南丁格尔的头上戴有一层薄薄的布料，但这还不是真正意义上的护士帽。在克里米亚战争中，南丁格尔设计了一种短方形护士帽，最初的作用是把长发覆盖或包起来以保持清洁。后来，南丁格尔在圣托马斯医院成立了护士学校,对护士的着装做了严格要求,要求实习生必须佩戴其设计的护士帽。此后,世界各地的护士学校皆仿而行之。早期护士帽在各国并不统一,出现过众多样式,此后几经发展,成为现在大家所熟悉的燕尾帽。

19世纪末,护士帽逐渐开始脱离其功能性,演变为身份的象征,帽子也逐渐变小,更增添了几分时尚气息。

20世纪初,护士帽陆续在我国出现。之后,随着社会的发展与变迁,护士帽的颜色与样式亦不断完善,被赋予高尚的意义,如帽子代表护士的职业,寓意着健康与幸福等。护士帽的戴用成为常规,而且只有正式护士才能戴护士帽,才有资格为病人做护理工作。

1928年,在第九届全国护士代表大会上,毕业于北平协和高级护士学校的林斯馨首次提出统一全国护士服装的建议,得到与会者的响应,当即组成护士服装研究委员会,专门进行研究,确定护士服装的标准为简单、易洗、雅观、舒适、庄重。在这次会议上,护士帽被正式命名为"白色燕尾护士帽"(图2)。

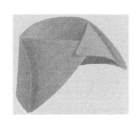

图2　白色燕尾护士帽

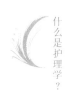

护士帽是一种世界公认的护士职业象征。它可以让病患在医院里迅速地从各种医疗人员中辨认出护士。在一些医疗卫生机构,不同颜色、不同款式的护士帽代表着护士资历、职位、职能的不同,比如护士帽上镶嵌的蓝色横杠或斜杠的条数可作为代表护士的职位和职称的标志。事实上,护士帽的作用在当代已经简化为体现专业形象,更多的是满足精神层面的需求。但也正是这种精神层面的需求让一些护士更愿意戴上这顶燕尾帽,既象征着自己的职业,代表着专业知识和技术,也让患者感到温馨和信任。

➡➡ **国际护士节的由来**

国际护士节是全世界护士共同的节日,是为了纪念护士职业的创始人、英国护理学先驱南丁格尔而设立的。

1853—1856 年克里米亚战争期间,南丁格尔率领护理人员奔赴战地医院,以崇高的奉献精神、强烈的责任感、卓越的管理才能、精湛的护理技术,在短短数月内将英军伤病员死亡率从 42% 降至 2.2%。由于在战地医院工作期间,南丁格尔每晚都会提着一盏小小的风灯在营区内逐床查看伤病员,因此她被誉为克里米亚战争中的"提灯女神"(图3)。

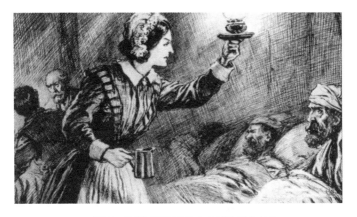

图 3　克里米亚战争中的"提灯女神"

　　战后,南丁格尔被视为民族英雄,但她毫不在意这些巨大的荣誉,而是继续致力于她所热爱的护理事业。1857 年,她促成了皇家陆军卫生委员会和军医学校的成立。1860 年,她建立了世界上第一所正式的护士学校——南丁格尔护士训练学校,被后世誉为近代护理教育的奠基人。她的《医院札记》《护理札记》等主要著作成为医院管理、护士教育的基础教材,她的理论和办学思想由英国传到欧美及亚洲各国。1907 年,为表彰南丁格尔在医疗工作中的卓越贡献,英王爱德华七世授予她功绩勋章,她也成为英国首位获此殊荣的妇女。1910 年南丁格尔在睡眠中溘然长逝。

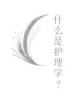

　　1912 年,为了表彰和纪念这位毕生致力于护理学发展、取得举世瞩目成就的卓越女性,国际护士会决定将南丁格尔的诞辰日(5 月 12 日)作为国际护士节。每年的这一天,世界各国的医院和护士学校都会举行各种纪念活动,缅怀这位伟大的女性,激励广大护士继承和发扬护理事业的光荣传统,以"爱心、耐心、细心、责任心"对待每一位病人,做好治病救人工作。

➡➡ 南丁格尔奖点滴

　　南丁格尔奖是红十字国际委员会为表彰在护理事业中做出卓越贡献的人员而设置的最高荣誉奖,因此,它也是国际护理界的最高荣誉奖。它以南丁格尔的名字命名,以弘扬她在战争中将个人生死置之度外,以人道、博爱、奉献的精神为伤兵服务和倾尽毕生精力改革和发展护理事业的首创精神。

　　1907 年,红十字国际委员会在伦敦召开的第 8 届红十字国际大会上建议设立南丁格尔奖,作为鼓励各国护士的国际最高荣誉。1912 年,该委员会在华盛顿举行的第 9 届红十字国际大会上首次颁发南丁格尔奖章。

　　《弗洛伦斯·南丁格尔奖章规则》规定,奖章可颁发给男女护士和男女志愿护理工作人员中在平时或战时做出突出成绩者;具有非凡的勇气和献身精神,致力于救护伤病员、残疾人或战争与灾害的受害者;在公共卫生或护理教育方面做出模范工作或富于开创精神。

南丁格尔奖章是镀银的,正面有南丁格尔的肖像及"纪念弗洛伦斯·南丁格尔,1820 至 1910 年"的字样,反面周圈刻有南丁格尔的一句名言"永志人道慈悲之真谛",中间刻有奖章持有者的姓名和颁奖日期,由红白相间的绶带将奖章与中央饰有红十字的荣誉牌连接在一起(图 4)。同奖章一道颁发的还有一张羊皮纸印制的证书。

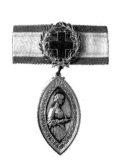

图 4　南丁格尔奖章

南丁格尔奖基金由各国红十字会捐资,颁发奖章的具体工作由设在日内瓦的红十字国际委员会主持,正常情况下每两年颁发一次奖章,每次最多颁发 50 枚。在 5 月 12 日这天,红十字国际委员会将获奖人员名单通函各国红十字会中央委员会。按照《弗洛伦斯·南丁格尔奖章规则》,应在发布获奖名单当年举行隆重的授奖仪式,由国家元首或国家红十字会中央委员会主席亲自颁发奖章并广泛进行宣传,以激励广大护理工作者。截至 2021 年 5 月 12 日,南丁格尔奖已经颁发了 48 届,全世界

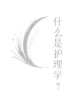

有 1 537 名护士获得奖章,其中有 83 名中国的优秀护士。

➡️ ➡️ **授帽传烛仪式**

授帽传烛仪式由来已久,是护理学专业的学生成为护士的重要时刻。授帽传烛仪式多在护理院校新生入学教育、学生进入临床实习或学生毕业典礼时举行,有些医院也在新护士入院教育时举行。每年 5 月 12 日国际护士节到来之际,很多医院和护士学校都会举行庄严的授帽传烛仪式。在护理学创始人南丁格尔像前,伴随着乐曲,护生手捧蜡烛单膝跪地,由护理前辈或是师长为他们戴上圣洁的燕尾帽,并点燃他们捧在手心里的蜡烛,传递了护理前辈对新人们走上护士生涯的祝福及薪火相传的期许(图 5)。然

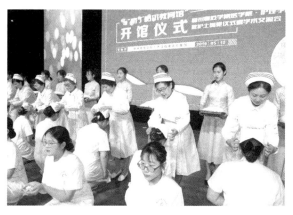

图 5　南丁格尔奖章获得者为护理学子授帽传烛

后，在前辈的带领下，护生手捧燃烧的蜡烛，站在南丁格尔像前右手举拳宣读誓言。洁白的燕尾帽，象征着圣洁的白衣天使，戴在头上，就意味着承担起护理的责任；燃烧的蜡烛，象征着燃烧自己照亮他人的奉献精神，传到手里，就意味着将南丁格尔精神代代相传。神圣而庄严的授帽传烛仪式结束后，护生正式成为一名白衣天使。

# 认识护理学

人类看不见的世界，并不是空想的幻影，而是被科学的光辉照射的实际存在。尊贵的是科学的力量。

——玛丽·居里

穿越护理学发展的历史长廊，我们已经了解了护理学的动态发展过程，并对护理学有了初步的感性认识。通过本章的阅读，对护理学感兴趣的你可以更深刻、更全面地认识作为一门科学的护理学的整体概貌和丰富内涵。

## ▶▶ 护理学是什么

### ➡➡ 护理学的定义

护理学是一门以自然科学、人文社会科学为理论基础，研究人类健康保健、疾病照护和康复的护理理论、方法、技术及应用与发展规律的科学。

### ➡➡ 护理学的学科属性

不少护理学者认为，护理学既是一门科学，又是一门艺术。这是很有道理的，因为从学科的本质属性看，护理学具有科学性和人文性两大基本属性。

从科学性的角度看，护理学有自己的核心概念范畴和学科理论体系，拥有自己的研究对象和研究领域，并采用科学的研究方法探索、分析、解释、预测与人类的疾病及健康相关的护理问题。

从人文性的角度看，护理学是以人为本的学问。从学科的历史发展中就可以看到，护理学是针对整体人的照护活动，护理活动充满了人类的爱的表达和对生命的慈悲和敬畏。护理学将人作为自己学科的核心概念框架，高度重视生命的整体性，从人性关怀出发，护士在对

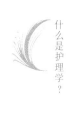

病人实施护理和进行护理治疗时不仅要不断提高技术水平，还应特别关注患者的心理体验和社会性需求，讲究语言和行为的应用艺术。

➡➡ **护理学的研究对象与内容**

概括地说，护理学的研究对象是人类生命过程中各种健康与疾病状态及其护理的协调和干预。护理研究所要达到的目标是维护人类的健康、提高整体健康水平。因此，护理学的研究内容和范畴很广泛，梳理一下，可大体归纳为六个方面：影响人类生命和健康的生物、心理、社会、文化和精神等各种因素的作用机制与护理调节；人类从胚胎、出生、生长、发展、衰老至死亡的生命各个阶段的具体生存方式，与健康和疾病的关系，所产生的健康与护理问题，护理的协调和干预的策略与方法技术；从医院、社区到家庭，各种社会群体中人的健康保健、健康教育、慢病管理、长期照护、临终关怀；灾难事故和战争紧急状态下的现场救护、各类创伤护理与心理危机干预方法与技术；现代护理新技术与新设备的研发；各种医疗卫生服务机构的护理管理模式的创新与护理质量改进策略与方法。

从以上研究内容中，我们可以得出一个结论：护理学科是一门有着巨大价值的研究空间，并且与人类自身更加健康发展、国家健康战略需求紧密结合的学科。

## ▶▶ 护理学有什么特点

每门学科都有自己的特点，这往往是由学科的研究对象和实践活动的特殊性所决定的。护理学科的特点可概括为以下几方面。

### ➡➡ 复杂性

护理学是研究和解决人的生命活动中健康与疾病这对矛盾问题的学科，护理学的复杂性来自生命活动的复杂性和影响人疾病的因素的复杂性两个方面。

人的生命活动是极其复杂的，因为人有高度发达的大脑，具有复杂思维和主观能动性，能够运用语言进行交流和组织，人创造了社会结构体系及相应的文化体系。这些决定了人的生命活动的多层次性和复杂性。从生理层面上看，人的生命活动所依赖的生理结构与组织时时处在新生与衰老、应激与反应、损伤与修复、遗传与变异、平衡与紊乱等各种矛盾运动中；从心理层面看，每一个人都是独特的个体，具有鲜明的个性特征和行为方式，对同

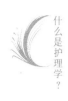

样的健康问题会有不同的看法和不同的感受与应对策略,会有不同的护理需求和满足水平;从社会层面看,每个人都生活在特定的家庭结构和社会环境中,有各异的物质生活状态,所能得到的保护健康和治愈疾病的支持与资源常常相差甚远。

从影响人类健康的因素来看,我们已经认识到的有生物因素,如细菌、病毒、昆虫等;有理化因素,如机械、温度、压力、辐射、化学制剂、有害气体、重金属等;有生理因素,如遗传、基因突变、衰老等;有心理因素,如情绪、个性、认知、神经系统机能等;还有环境因素,如气候、污染、地形、地质等自然环境和制度、劳动条件、社会经济等社会环境。

正是这样多重的复杂性,决定了护理学研究的大多是复杂的问题,在具体护理患者的过程中也经常处于选择、判断、协调等复杂工作中。也正因如此,才会有许多有志从护者对护理学科充满探索的期待。

➡➡ **跨学科性**

当我们了解了护理学所要探索和解决的患者疾病与健康问题的复杂性,也就很容易理解护理学的研究与实践需要依靠多学科理论的支撑和多样的方法技术借鉴。

例如,护理学科的知识体系就包括自然科学和社会人文科学体系下属的诸多学科理论,如基础医学、临床医学、心理学和管理学。护理研究所用的研究方法既包括量性研究的方法,如实验法、测量法、调查法等,也包括大量质性研究的方法,如访谈法、观察法、比较法等。这种跨学科特征还可以从以下阐述的护理学科的理论范畴、实践范畴,以及护理学专业学生所要学习的课程体系中得到体现。这说明从事护理学领域的研究和工作需要有较广泛的知识基础和跨学科的思维方式。

### ➡➡ 实践性

护理学是一门应用性学科,这决定了护理学具有很强的实践性。要成为一名优秀的护理工作者,不仅需要具备扎实的专业知识,还需要具备过硬的护理实践能力。现代护理所需要的实践能力,包括评判性思维能力、病情观察分析能力、临床决策能力、整体护理能力、护理技术操作能力、与患者的沟通交流能力、健康教育能力等。这些能力需要通过护理院校的教育和护理实践的锤炼才能真正获得。

护理学科的实践性也决定了护理学专业的学生在校学习的形式,不仅有理论学习,还包括参加多样的实操性

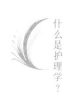

训练,如各项护理技术的操作性学习、临床见习和临床实习等现场学习,都需要学生亲身体验和亲自动手。学生毕业后也需要在临床、社区等工作场所通过实践,不断积累、丰富护理经验,才能完美胜任自己的多样化工作岗位和日益扩展的专业职责。

➡➡ **艺术性**

护理学先驱南丁格尔曾说过:"护理是一门艺术,护理是科学和艺术的结晶。"国外很多著名护理理论家也将护理定义为一门艺术,根据护理理论家吉恩·华生的说法,护理是护士与人之间结合的一种艺术行为,是一种独特且个性化的护理表达。这个解释很有说服力,可以帮助我们从两个方面来认识护理的艺术性,即护理人员自身的行为艺术和为有健康问题的人群施行的艺术性疗愈。

从护士自身的行为艺术视角看,包括护士外在的形象、语言、动作、精神和气质的艺术性。例如,护士的语言艺术表现为使用语言的职业规范、用词的色彩冷暖、语速和语调的急缓高低、节奏的抑扬顿挫等,会给患者带来不同的感受;护士的形象艺术表现为整洁的仪表、端庄的举止、温暖如春的微笑、由内向外散发出来的善良,会直接影响患者的心理感受与体验；护士动作的艺术性体现为轻柔、敏捷、熟练、精确，会让患者由衷地产生贴心、安全和信任感的感觉。

从护士实施的艺术性疗愈视角看，主要表现为护士运用自己内在的专业信念、品格、个性、精神、智慧去充分感知患者的需求，利用各种艺术资源来改变患者的疾病体验和疗愈效果的表现力和创造力。例如，护士在执行对患者的治疗计划时，通过仁爱的精神、专业的智慧和创造性思维来实现针对每个患者的个性化护理；出于对人性的尊重与对生命的敬畏，积极寻求和培养与患者的合作关系，通过讲故事、叙事写作、手工艺制作、音乐欣赏、绘画等非药物的表达性艺术治疗，为患者创造了丰富的减轻疾病体验的表达方式，让患者感受到完整的主体性和受尊重性，由此缓解了疾病带来的焦虑、孤独、压力等不良情绪和痛苦感受，提高了生活的质量，获得在疾病中成长的经验。这种艺术性疗愈的效果也让护士自身感受到职业的美好与温暖。

➡➡ **伦理性**

护理的对象是人，护士所实施的是以人为本的护理，而人的生命健康权是人根本的权利，因此，护理学是把维

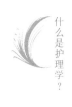

护、促进人的生命健康作为出发点和最终归宿的，这就决定了护理学具有鲜明的伦理性特征。

护理学的伦理性包括两个方面。

### ❖❖ 体现在护理职业道德上

护理是蕴神圣于平凡中的事业，"病家就医，寄以生死"，护理工作者的职责就是保护生命，减轻痛苦，促进健康，恢复健康。一名合格的护士应具有高度的同情心、责任感，具有慎独修养，爱岗敬业，举止文明，勤奋好学，不断进取，对工作审慎负责，对技术精益求精，尊重、关爱和全心全意地服务于每一位护理对象。

### ❖❖ 体现在护理的行为准则上

尊重、不伤害、有利、公正、诚实守信是护士从事诊疗护理工作时必须遵循的行为准则。例如，护士在日常的护理工作中要恪守患者利益至上的专业标准，以真诚、诚实、守信的态度对待患者，认真履行患者的知情同意权和为患者保密及保护患者隐私的专业责任；要尊重患者的自主性，在对患者实施任何护理操作时，都要充分了解患者和家属的意愿，关注他们的情感体验，以良好的护理行为和工作质量体现对患者的生命状态、生命体验和生命质量的整体关怀；要奉行公平正义的原则，合理分配有限的医疗资源，做到不因患者的性别、年龄、民族、受教育水平、社会经济地位、疾病的种类不同而有差别地对待患者。比如，无论是老年患者、贫困患者，还是患有传染病、性传播疾病和精神疾病的患者，护士都应一视同仁，给予真诚的关爱和精心的照护。

## ▶▶ 护理学的范畴有哪些

范畴，简单地说，就是基本的分类。比如，我们把物理世界分为时间、空间、物质。每一门学科都有自己的范畴，是对学科客观事物和事实最本质、最基本的概括和分类。各门学科的范畴都有简约性特征，它们外延广大，概括度高，可以随着该学科的发展衍生出各式各样的其他概念、理论和实践范围。下面我们将护理学的范畴分为概念范畴、理论范畴和实践范畴进行描述。

### ➡➡ 护理学的概念范畴

由于护理学是关注人类从襁褓到死亡整个人生过程的生命健康问题的，所以护理学的概念范畴相当宏观，主要由四个基本概念组成：人、环境、健康、护理。对这四个概念的理解和认识水平直接影响护理的工作内容、实践范围、研究领域、护士的角色功能及专业行为。

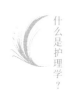

❖❖ 人

护理概念范畴的人泛指所有的护理对象。可以是健康的人、患病的人或者是临终的人。护理学把人看成生理、心理、社会相统一的整体人，是在环境中活动的个体的人和群体的人。人是一个开放的系统，通过与自然及社会环境的互动，保持自身内环境的平衡稳定；人不仅仅是一个生物体，而且是具有复杂心理活动、处于一定社会环境中的整体的人。人的健康不限于人的躯体，而是人的身心状态和社会适应有机整合的综合表现。

护理学是这样看人的：

第一，人是一个自然的、开放的系统。人在整个生命过程中，每时每刻都在与外界环境进行着能量、物质、信息的交换，人体内部也在每时每刻进行着物质和能量的转换活动，以保持自身内环境和外环境的平衡协调，维持生命和健康。而这种平衡协调有赖于人体自身对内外部环境变化的适应性调整。维护和增进人的适应能力是护理活动的重要内容。

第二，人是由多个要素和子系统有机组成的相互作用的整体人。构成人体的各要素、各子系统既有自己独特的结构与功能，又相互影响、相互作用，共同维护人体的健康。例如,局部的皮肤感染如果处理不当可能导致全身性的血液感染,危及生命。因此,护理学在观察和处理患者的健康问题时,需要从整体出发,从相互作用的角度去认识局部的问题,才能找出解决问题的有效方法。

第三,人不仅仅是一个生物体,而且具有复杂的心理活动,并处于一定社会环境中。人的健康不限于人的躯体,而是人身心状态和社会适应有机整合的综合表现。因此,护理工作已经从关注身体的疾病转向关注身心和社会适应的整体健康,对护理对象实施整体性护理。

第四,人是具有主体能动性的人。人对自身的功能状态具有意识和监控能力,对自己的活动具有选择、调节能力。这就决定了人具有保持健康的意识和在疾病状态下主动寻医和积极自护的潜能。护理学高度重视这种主体能动性。充分调动患者参与疾病预防和疗愈的全过程,提高患者对疾病的自我管理能力是护理的重要任务。

第五,人是具有无限多样性的人。人的先天遗传和后天生活与活动的差异,决定了每个人都具有独特性,存在着生理、心理、社会文化等方面的差异。在健康维护与疾病治疗活动过程中,可表现为同种疾病具有不同身心反应,同样治疗手段具有不同疗效。因此,护理特别强调

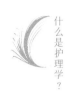

对患者进行全面的评估，针对每个患者对健康问题反应的差异，给予针对性的、个体化的护理并持续评估护理的效果，调整护理计划。

❖❖ 环境

人的一切活动都是在环境中进行的。环境可分为内环境和外环境。

内环境包括人体内部的生理器官功能系统和人的精神心理活动系统，通过各个系统各自正常运转，同时又相互协调配合，共同维持机体内部环境的平衡状态，维持身心健康。

外环境包括人类生存的自然环境和社会环境。自然环境包括空气、水、植物、动物、土壤、气候、地理等自然因素，它们是人类赖以生存的物质基础，如果受到污染或遭到破坏就会威胁人类的健康。社会环境主要指人类生存及活动范围内的物质和精神条件，包括整个社会经济文化体系，如生产力、生产关系、社会制度、文化教育、风俗习惯、人口状况等，还包括人们生活的直接环境，如家庭、社区、劳动组织、社团等。社会环境影响人们的物质和精神生活水平，进而影响个体和群体的心理行为方式。人在与外部环境的交互活动中,逐渐形成自己的生活方式,维持人与社会的和谐,保持社会和精神的健康。

护理活动本身既是维护健康和促进生命活动质量提升的外部环境因素,同时也受到环境因素的影响和制约,所以调控和改善环境是护理活动的重要内容和护理研究的主要范畴。

❖❖ 健康

在今天,我们可以响亮地说出,护理活动的终极目标是提高全人口的健康水平。对健康范畴的认识和理解直接影响护士的行为方式、服务方式和服务领域。

从远古到现代,随着社会的发展、科学技术的进步和医学模式的转变,人们对健康的认识不断深化,健康的概念也随之发生相应的深刻变化。变化的特征是:健康概念的内涵得到不断丰富,表现为从微观到宏观、从局部到整体的变化过程。

(1)古代哲学健康观

古希腊的大医学家希波克拉底,根据恩培多克勒提出的水、火、气、土"四元素说"的哲学观点,创立了"四体液学说"。该学说认为,人体由血液、黏液、黄胆汁和黑胆

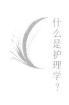

汁构成,健康是这四种体液协调的结果(图6)。我国古代
哲学家用阴和阳概括万事万物,认为健康是人体阴阳的
协调。这些朴素的哲学思想对人们的健康观、疾病观产
生了较大的影响,促使人们把健康与疾病的发生同人体
的物质变化联系起来,以一种自发的、朦胧的"整体观"来
解释健康。这种解释凭的是人们的直观感觉,因此,带有
一定程度的主观猜测。

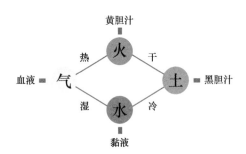

图6 "四体液学说"模式图

（2）生态平衡健康观

17世纪后,随着显微镜的发明和细菌学的形成,人们
开始重视生物病原体的致病作用,关注人体的各种平衡,
包括体液平衡、代谢平衡等,认为健康就是生物病原体、
宿主、环境三者之间的动态平衡状态。

（3）生物个体健康观

随着生物医学的发展，人们对健康的认识得到拓展。健康被定义为是人体各组织器官和系统发育良好、功能正常，并有良好劳动效能的状态，可以通过人体测量、体格检查和生化检查等生理、病理指标判断个体是否健康。这种健康观是生物医学模式的产物，是一种科学的进步，但它忽视了人们的社会特征和心理特征。

（4）现代整体健康观

人文社会科学对人本质诠释的整体化，也促成了人们对整体健康的认识。1948 年，WHO 将健康定义为"健康不仅是没有疾病和身体虚弱，而且还要有完整的生理、心理和社会适应的安适状态"，并强调健康是人的基本需要和基本人权，达到尽可能高的健康水平是世界范围内的一项重要的社会性目标。1989 年，WHO 又提出新的健康定义："健康不仅是没有疾病，而且包括躯体健康、心理健康、社会适应良好和道德健康。"这个定义首次将道德健康列入健康概念之中，进一步丰富了整体健康的内涵，揭示了健康的本质，体现了将人视为行使生理、心理和社会功能的完整人的思想，重视人的精神心理活动对生理功能和社会环境适应状态的影响，将健康置于自然

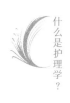

与社会的大环境中，充分认识到个体的健康状态受环境中一切与其相互作用的事物的影响。这是生物—心理—社会医学模式在健康概念中的体现，特别是道德健康的提出，强调了健康不仅是医务工作者的目标，而且是国家和社会的责任，是人类共同追求的目标，要求每个社会成员不仅要为自己的健康承担责任，更要对社会群体的健康承担社会责任。这一对健康新范畴的诠释得到全世界的广泛认可，也大大拓宽了护理学的实践领域。

❖❖ 护理

护理的概念是随着护理学科的不断进步而发展的。护理的英译词"nurse"源于拉丁文"nutricius"，原为养育、保护、照料等意。美国护理学家韩德森是现代界定护理概念的第一人。她在 1966 年提出："护士的独特功能是帮助病人或健康人进行恢复或保持健康或安宁地死去的活动，如果个体有必要的能力、意愿和知识，则帮助他尽可能快地独立照顾自己。"1973 年，她对护理概念的解释被国际护士会接受，该会将护理定义为："护理是帮助健康的人或患病的人保持或恢复健康或平静地死去。"这个概念突破了传统的护理对象是患病的人这一局限性，而扩展到所有人范畴，这是护理学发展的划时代进步。

1980 年，美国护士学会（ANA）公布了护理的定义：
"护理是诊断和处理人类对现存的或潜在的健康问题的
反应。"这一定义进一步明确了科学护理的任务，提出了
护理不仅是处理已经有的健康问题，还要发现并处理潜
在的影响健康的问题，这也与我国中医的"治未病"观点
有异曲同工之妙。

2003 年，ANA 更新了护理的定义："护理是通过诊断
和处理人类的反应来保护、促进、优化健康和能力，预防
疾病和损伤，减轻痛苦，并为受照护的个体、家庭、社区及
特定人群代言。"这一新定义进一步明确了护理对象的广
泛性、护理职能的多样性和护理实践的可拓展性，充分体
现了护理在全球卫生保健中的重要地位和作用。

20 世纪后期，许多国外护理理论家发展了他们各自
对护理概念的诠释，这些概念包含这样一些共同观点：护
理是一种艺术；护理是一门科学；护理以患者为中心；护
理是整体的；护理是适应；护理关心的是促进健康、维持
健康和恢复健康；护理是一种帮助性专业。这些概念从
不同角度诠释了护理的基本特征：科学性、人文性、专业
性、服务性、艺术性和整体性。

➡➡ **护理学的理论范畴**

护理学的理论范畴可概括为三个方面：

一是护理学的研究对象、任务和目标，这是护理学学科的基础。

二是护理学的理论体系，从南丁格尔创立第一个环境理论开始，到为适应生物—心理—社会医学模式而发展的诸多新的护理理论和模式，如罗伊的适应模式、奥兰多的护理程序理论、华生的关怀学说等，都证明随着护理实践新领域的开辟，将会形成更多的护理理论，使护理理论体系日益丰富和完善。

三是护理学分支学科及交叉学科。随着现代科学的高度分化和广泛综合的发展趋势，护理学与哲学、伦理学、心理学、美学、教育学、管理学等学科相互渗透，在理论上相互启迪，在方法上相互促进，在技术上相互借鉴。同时，护理学自身也在不断丰富、细化、深化，从而形成了护理心理学、护理信息学、护理教育学、护理管理学等一批护理学交叉学科，以及急救护理学、骨科护理学、肿瘤护理学、康复护理学、老年护理学等一批护理学分支学科。这些学科从不同层面、不同维度研究护理学与人类健康的关系,护理学在社会健康事业中的作用、地位和价值;研究社会对护理学的影响及社会发展对护理学的要求等。比如,疾病谱的变化,使得健康教育在护理工作中广泛开展;信息化社会改变了护理工作的实践形式,也影响了护士培养的目标;社会老龄化和全球经济一体化趋势,影响了护理学的课程设置,开辟了新的护理研究领域,也使得老年护理、多元文化护理得到发展和重视。这些分支学科及交叉学科都大大推动了护理学科体系的完善,并为护理实践提供了具体的指导。

➡➡ 护理学的实践范畴

随着护理学理论范畴的不断拓展和深化,护理学的实践范畴也得到不断扩展。根据护理实践的性质和环境不同,我们可将其大致分为临床护理、社区护理、护理教育、护理管理和护理研究。

❖❖ 临床护理

临床护理的对象主要是患病的人,工作场所主要在医院。临床护理的内容包括基础护理和专科护理。

基础护理主要是满足病人基本需要的护理技术,包括保持患者卫生、安全和舒适,心理护理,膳食护理,排泄

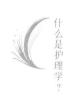

护理,观察病情,实施给药注射、输液输血等基本护理技术操作,健康教育,预防医院感染,临终关怀等。

专科护理主要是结合各专科患者的特点及诊疗要求,对患者进行身心整体护理,如内科、外科、妇产科等各专科病人的常规护理,实施专科护理技术,如外科病人的围手术期护理,各种引流管、静脉导管、石膏和夹板的护理,内科病人的大咯血的护理、血糖监测、透析护理等,危重症患者的抢救和心、肾、肺、脑等重要脏器功能的监护等。

### ✧✧ 社区护理

社区护理的对象是一定区域的居民和社会团体。主要是以整体护理观为指导,结合社区的特点,深入社区、家庭、学校、工厂、机关,开展疾病预防、妇幼保健、家庭护理、康复护理、健康教育、健康咨询、预防接种及防疫隔离等工作。进入 21 世纪以来,卫生保健系统服务模式的变革使得社区护理迅速发展,已成为护理人员做出独特而重要贡献的领域。

### ✧✧ 护理教育

护理教育是指专门培养各级各类护理人才的教育实践。护理教育一般分为基础护理学教育、毕业后护理学教育和继续护理学教育三类。基础护理学教育分为中专教育、大专或高职教育、本科教育。毕业后护理学教育包含岗位培训教育及研究生教育。继续护理学教育是向已完成基础护理学教育或毕业后护理学教育并正在从事实际工作的护士提供的以学习新理论、新知识、新技术和新方法为目标的终身性的在职教育。

### ❖❖ 护理管理

护理管理是指护理管理者运用现代管理学的理论和方法,对护理工作诸要素,如人员、技术、设备、时间、信息、财务等进行科学的计划、组织、指挥、协调和控制,以保障护理机构提供成本效益合理的护理服务。

### ❖❖ 护理研究

护理研究是指护理工作者探讨解决护理领域中的问题,促进护理理论、知识、技能更新和发展的护理实践活动。护理研究的内容包括如何提高正常人的健康水平,如何加速患病者的康复,如何提高临终者生命质量的护理理论、方法、技术与设备。近年来,这个领域的发展和水平提升很快,已经有很多中青年护理学者,特别是高学历的护士申报并获得国家级研究课题。

## ▶▶ 护理学的学科体系

如果把护理学学科体系比喻为一个大家庭,随着我国社会的进步和民众物质生活水平的日益提高,人们对健康的要求也越来越高,护理学这个大家庭正在迅速地繁衍生息,呈现出欣欣向荣的气象。

我国的学科体系设置是由国务院学位委员会和教育部共同制定的。这个体系按学科门类、一级学科、二级学科三个层次设置,是国家进行学位授权审核与学科管理、高校进行学位授予和人才培养工作的基本依据。目前,我国的学科体系共分为文、史、哲、艺、理、工、农、医、法、军等14大学科门类,每个学科门类下又设立若干一级学科,每个一级学科又根据学科的内涵覆盖设立若干二级学科或专业。

护理学是整个学科体系中的小字辈,2011年刚刚从临床医学一级学科中划分出来,成为独立的一级学科,归入医学门类下。由于护理学是一个新组建的一级学科,其下的二级学科内涵还不够明确,以什么标准设立二级学科、设立哪些二级学科,护理学者也有不同看法。这里我们尝试以护理学的两大属性(科学性和人文性)和四个基本概念(人、环境、护理、健康)作为构建学科体系的框架,以诊断"人的健康反应"为护理实践的逻辑起点,以改善人的生命存在状态为护理实践的逻辑终点,以人的生命过程、生存环境和健康反应三条主线提出 12 个护理学学科体系下的分支或交叉学科(图 7)。

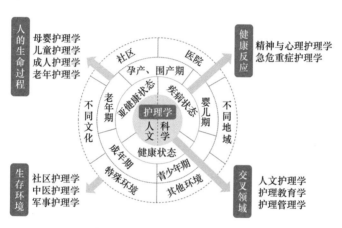

图 7　护理学学科体系示意图

➡➡ **母婴护理学**

人的生命过程起始于胚胎的孕育和新生命的诞生。母婴护理学是专门研究女性在妊娠和分娩过程中以及胎儿、新生儿的生理、心理和社会等方面的变化特点及相应

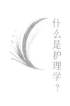

身心健康问题的护理干预理论、方法和技术的护理学分支学科。

母婴护理学研究和实践的主要内容涵盖六个方面：女性生殖调控中的健康问题，如指导科学备孕、辅助生殖技术接受者的护理管理；女性妊娠、分娩和产褥全过程的健康管理，如研究女性围产期抑郁症的预防和干预的护理方法和技术；高危妊娠的评估和监护，如妊娠期高血压病、高龄孕妇、多胎妊娠等的孕产风险预测方法和技术；妊娠期和围生期并发症的预防、监控和护理干预，如先兆子痫、妊娠中毒症、胎儿宫内窒息等；助产技术、母亲产褥期照护和新生儿照护，如产妇的子宫复旧、母乳喂养、新生儿皮肤护理等；异常新生儿的监护和新生儿疾病的早期识别和护理，如早产儿监护、新生儿先天性心脏病等。

可以说，母婴护理学从女性备孕开始，就介入其中，贯穿孕育全过程，直至婴儿的诞生，发挥了保障母婴安全、促进母婴健康的重要作用。

➡➡ **儿童护理学**

在人的成长过程中，儿童期是一个生长发育速度最快、身心变化最大的时期。儿童的很多器官和免疫系统都没有发育成熟，抗病能力和身体适应能力比较弱，自我保护能力不强，因此，儿童期也是传染性疾病、白血病等恶性肿瘤、淹溺等意外伤害的高发阶段，影响儿童的生长发育。

儿童护理学是研究从婴儿到青春期儿童的生长发育、健康维护与促进、疾病预防和照护的理论、方法和技术的护理学分支学科。

儿童护理学研究和实践的主要内容涵盖三方面：一是儿童健康维护与促进，如儿童生长发育水平的评估、儿童合理喂养方式、儿童预防免疫接种、先天性疾病的筛查和健康行为的养成、家庭健康安全教育、高危儿童的风险管理等理论与实践；二是儿童生长发育方面的身心健康问题的早期识别、咨询指导和护理康复方法与技术，如对民间称为"来自星星的孩子"的自闭症患儿家庭综合康复护理技术的研究等；三是儿童各系统常见病、多发病，以及传染病、遗传病和急危重症的监控和护理干预，慢病患儿的病程管理和延续性护理等。

➡➡ **成人护理学**

按照人的生命周期的阶段性划分，成年期是身体变化相对稳定且时间相对较长的阶段。但成年期也会经历一个从身体和心理功能达到高峰又缓慢下降的变化过

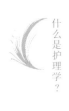

程,特别是成年期后期的更年期变化,带给成年人疾病感的困扰,这在女性身上表现得更加明显。成年期发生的一些疾病(如肿瘤、心脑血管病、糖尿病、肥胖症等)常常与生活和行为方式密切相关,不仅影响成年期的健康、老年期的生活质量,还可能对生命产生威胁。

成人护理学是研究成年阶段个体和人群发生健康问题时的身心反应特征和规律,常见健康问题的预防、评估、干预和照护的理论、方法和技术的护理学分支学科。

成人护理学研究和实践的主要内容可概括为两大方面:一是以影响成人健康的因素及其路径为研究对象,研究成人的健康促进、疾病预防、健康危险因素的筛查、预警和调控干预,健康保健、健康教育和健康管理的理论、方法与技术。例如,探讨高血压、糖尿病患者的健康自我管理能力对疾病稳定性的影响及促进策略的研究等。二是以成人疾病状态与护理问题为研究对象,涉及成人各系统疾病的预防、评估和干预的理论、方法和技术。包括人体各系统的常见疾病和传染性疾病的评估、综合护理和康复的方法与技术的研究;各种手术的围手术期护理、麻醉护理的方法和技术的研究等,如对成年人脑肿瘤患者术后误吸风险预测模型的研究、提升肿瘤化疗患者生活质量和缓解癌因性疲乏的研究等。

综上所述,我们可清楚地了解成人护理学着眼在人生的重要阶段,在预防疾病、促进健康,控制和延缓由疾病引起的残障,保持成人身心最佳状态方面发挥着重要作用。

➡ ➡ 老年护理学

老年期是人生过程的最后阶段,按联合国的规定,60岁(发展中国家)或 65 岁(发达国家)为老年期的起点。此期的特点是身体各器官组织出现明显的退行性变化,又可称为老化,同时心理方面也发生相应改变,衰老现象逐渐明显。例如,体能失调、抗病能力减弱、视力和听力减退、记忆力衰退、消极情绪和情感增多等。由于受环境和以往健康水平的影响,衰老的过程个体差异很大。

老年护理学是研究老年期的身心特点和健康管理、衰老过程对健康和疾病的影响、老年人发生健康问题时的身心反应特征及其护理的理论、方法和技术的护理学分支学科。

老年护理学研究和实践的主要内容涵盖三个方面:第一方面是老化与护理,涉及正常老化过程对老年人整体健康的影响和照护的特点与方法技术、老年人生活质量的维护策略与方法技术、科学养老模式的探究与实践

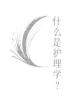

等，如通过构建医养结合一体化远程照护模式提高失能老人生命质量的研究等。第二方面是老年健康促进与健康管理，涉及老年人的健康需求和满足、健康教育模式、常见疾病的预防策略等，如有关提升老年人数字健康素养、健康自我管理能力的相关研究等。第三方面是老年人疾病护理，包括老年常见病、慢性病、急危重症的整体护理和全程管理，临终老人的安宁疗护、家庭照顾者的支持等。

综上所述，老年护理学在维持和促进老年人积极健康的老年生活状态，延缓和控制由疾病和衰老引起的残障，保持老年人身心最佳状态方面发挥着重要作用。

### ➡➡ 精神与心理护理学

与上述以人的生命周期照护为标准归类的学科不同，精神与心理护理学是以健康问题的护理为标准归类的学科。随着现代社会的快速发展，人们的工作压力大、生活节奏快、信息量巨大、社会人际关系复杂等情况都使得精神和心理疾患逐渐增多并恶化，严重影响了人们的健康，心理健康的重要性也日益被认识，WHO 的健康定义中也将心理健康视为重要的组成部分。

精神与心理护理学是将精神卫生及行为医学和心理学的理论与方法运用于现代护理领域，研究精神和心理因素在人体健康与疾病及其相互转化过程中的作用规律，并研究如何预防、控制和照护精神和心理危险因素导致的疾病，以及利用精神和心理保护因素促进健康的护理策略、方法和技术的护理学分支学科。

精神和心理护理学研究和实践的主要内容涵盖三个方面：第一方面是临床心理护理研究，包括各类疾病和创伤患者心理反应机制和护理干预策略与方法、各类精神障碍的预防和精神疾病的护理理论与技术，如癌症患者负性情绪发生机制和护理干预、烧伤患者创伤后应激反应的早期防范等。第二方面是精神卫生保健研究，包括社会个体和群体的精神和心理卫生问题、重点人群的精神心理疾病的预防和早期心理护理干预，如抑郁症的社区医院的综合防治模式的构建。第三方面是护士职业心理健康研究，包括护士常见心理困扰和心理健康促进策略和方法等，如执行应急救援任务的医护人员心理支持策略的研究等。

➡➡ **急危重症护理学**

急危重症，顾名思义，是指患者所患疾病是某种突发、紧急、濒危的病症或患者所患疾病进展到严重、濒危程度，必须进行紧急医学处理，否则将对患者身体造成严

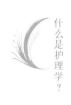

重损害，甚至导致死亡。例如，比较常见的突发心肌梗死、脑卒中、呼吸道异物阻塞、车祸伤、化学药物中毒等。

急危重症护理学是研究人的生命各阶段急危重症所产生的身、心和社会反应及其规律，探索其预防、评估、急救和监护的理论、方法和技术的护理分支学科。

急危重症护理学研究和实践的主要内容涵盖两部分：一是急症护理，包括各类创伤、急症和突发事件造成的伤病者的现场急救与转运、应急救护体系建设、成批伤员的救治模型、常见急症的抢救预案、急救护理技术和设备研发、心肺脑复苏的策略与技术优化、护士紧急救援能力训练等。例如，针对新冠肺炎疫情的应急响应医院护理体系的建立和运行、骨髓腔输液在心跳呼吸骤停患者急救中的应用研究等。二是危重症监护，包括各类危重症患者的动态评估，监护的理论与技术，危重症患者的身心支持和并发症预防、监护技术与设备的研发等。例如，危重症患者肠内营养监测技术的优化、ICU患者获得性衰弱的发生机制与预防策略研究等。

急危重症护理学在应对各类突发事件造成的人员伤害，挽救危重伤病者生命，提高抢救成功率，降低伤残率，促进快速康复，提高生命质量方面发挥着重要作用。

## ➡➡ 社区护理学

我们通常所说的社区是指生活在同一固定的地理区域内,相互关联的人群组成的社会群体及其活动区域。一般每个社区都有一定数量的人口,居住者具有共同的区域身份、相关的利益和比较密切的交往。事实上,护理服务的对象都是生活在社区内的。

社区护理学是以健康为中心,以社区为基础,以社区人群为对象,综合运用护理学与公共卫生学的理论和技术,研究在预防、保健、诊疗、康复、组织、资源等整体干预的框架下促进和维护社区人群健康的理论、方法和技术的护理学分支学科。

社区护理学研究和实践的主要内容可概括为四个方面:一是社区护理服务,包括社区和家庭健康保健、社区特殊人群保健、社区重点人群康复护理、社区慢病管理的技术支持、社区护理适宜技术开发、社区护理管理与政策研究、社区护理理论研究等,如社区老年人跌倒预防的循证研究、稳定期精神疾病患者社区融入的研究等。二是社区健康管理与健康促进,包括社区健康管理模式研究、社区移动健康技术研发、社区环境监测与维护、社区人群健康素养提升等,如微信社区中糖尿病知识动员模型的

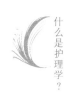

研究。三是居家护理服务,包括居家护理模式研究、家庭健康管理支持技术、居家护理需求评估与成本测算、居家护理质量评估和安全保障机制等研究。四是社区临终关怀模式及相关运行机制与政策、姑息照护内容和质量标准、临终者症状控制与生存质量维护、丧亲家庭的心理支持等研究。

疾病谱的改变和人口的老龄化,导致健康脆弱人口增加,慢性病发病率显著增高,医疗负担逐年上升,公众健康需求与医疗卫生资源供给矛盾日益突出,如何对新发疾病和慢性疾病进行有效防控已成为我国卫生事业面临的严峻问题。在国家"健康中国"战略指引下,社区护理学在健康促进和健康保护方面正发挥着日益积极和重要的作用。

### ➡➡ 中医护理学

中医护理源远流长,在我国传统医学中,虽然一直保持医、药、护不分的状态,但是十分强调"三分治、七分养"。养即护理,古代中医护理虽然没有形成一门学科,但却有自己的观点、原则和技术,并在民间广为应用,如饮食调理、情志护理和针灸、敷贴、热熨等中医护理技术。

中医护理学是以中医理论和整体观为指导，研究人的身心健康变化、疾病临床证候规律，中医护理理论和技术的发展与创新的一门护理分支学科。

中医护理学研究和实践的主要内容包括以下四个方面：一是中医护理发展历史和基本理论体系的构建，如中医护理古代文献数据库的建设等。二是各种疾病和症状的辨证护理，如中医体质护理在慢性病患者中的应用。三是中药用药护理和中医护理技术的作用机制与创新研究，如灸法调节功能性胃肠病胃肠运动的作用及机制研究、穴位按摩对干眼症患者的效果研究等。四是中医康复护理的理论与技术等，如基于中医理论的胃肠康复操在老年功能性胃肠病中的应用研究等。

中医护理是我国传统医学的瑰宝，在现代整体健康概念框架下的"健康中国"战略实施过程中更具有其独特的功能意义和发展价值，中医护理在从疾病护理到健康护理的转型中，在建设我国治未病的预防保健服务体系中，在老年和慢性病干预中，在社区和家庭探讨老年照护和慢病管理的中医护理方案中，在满足人们养生、健体、康复等方面的多样化需求中将发挥其独特的作用、优势，从而增进人民的健康福祉，造福人类健康。

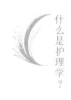

→→ **军事护理学**

军事护理学是一门非常独特，不一定具有普遍性，但却具有极大重要性的学科。军事护理学同社区护理学一样，也是以护理的核心概念之一——环境——作为划分学科的依据，只是此处的环境是一个严酷的战争和灾难的特殊环境。

军事护理学是运用军事医学和护理学的一般原理、方法和技术，研究军队在平时和战时特定环境下军队官兵的健康保健问题，探究在战争或非战争军事行动中护理活动的特殊性及其规律的一门护理学分支学科。

军事护理学研究和实践的主要内容可概括为五个方面：一是各类战创伤及心理应激的护理理论和技术研究，包括战时的常规武器伤和特殊武器伤的防护，如核生化武器、激光、微波、电磁脉冲、声波等新概念武器伤的伤情特征及预防、救治、护理、康复一体的综合干预措施；官兵心理适应能力训练和心理健康的维护研究（图8）。二是战争及灾害条件下部队官兵常见疾病、军兵种特殊疾病、影响战斗力的传染性疾病的预防和护理研究。三是军队官兵健康保健研究，包括军事环境和军事活动中基层和作战部队官兵身心健康问题的护理预防策略和护理干预

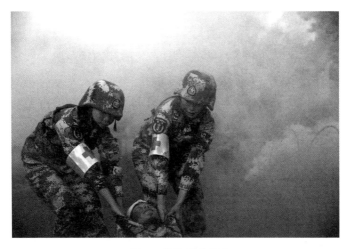

图 8　战地救护训练

技术研究,增进部队官兵的健康管理能力,提高环境适应能力的方法与技术研究等。四是战争和灾害条件下应急救护的组织、护理人员的配置与培训、伤病员的救护和护理标准与流程、急救物资管理与储备研究等。五是野战和灾害护理关键技术和装备的研制,例如适用于夜间抢救重伤患者的静脉穿刺器材、适用于单兵自救的背囊研制等。

　　由上可见,军事护理学在维护和提升部队官兵健康,巩固和增强部队战斗力,助力建设军事强国方面发挥着重要作用。

认识护理学

53

➡➡ **人文护理学**

人文护理学是以护理学的人文属性为依据归类的学科。随着医学高新技术的发展，我们拥有了越来越多更精准有效的诊疗疾病的技术和设备，但同时我们也发现在护理实践中有许多无法通过设备和技术手段解决的健康问题。比如，患者面对的疾病是不治之症，是终身残疾，是艾滋病等令人闻之色变的传染病时，他们不仅需要药物或手术治疗，还需要更多的疾苦理解和生命关怀。此时，护理工作者的人文素养就发挥了很重要的疗愈作用。

人文护理学是将人文学科的理论和方法技术运用于护理领域，从以人为本、人性关怀的角度出发，研究护理中的各种人文现象、患者健康问题中的人文影响因素以及发挥个体、组织和社会的人文力量维护、恢复和促进健康的护理理论、方法和技术的护理学分支学科。

人文护理学还是一门相对稚嫩的学科，现阶段研究和实践的主要内容涵盖两部分：一是对护理学学科人文本质和特性的理论研究，涵盖面很广，包括护理历史、护理哲学理念、护理美学、护理伦理与法规、护理职业精神与道德规范、护士人文素养和品质的养成、生命关怀和终极关怀、死亡文化和生死教育的理论研究。二是人文护理的应用研究,包括医院和护理环境的人文建设,护士人文关怀素养的培训,患者的生命与健康权利需求研究,患者及家属疾痛体验和疾苦境遇的觉知、同理、回应和抚慰的策略和方法,患者精神、文化和情感照护,护患困境交流的策略和方法等。

人文护理学在护理学科大家庭中是一门年轻但对人类的整体健康具有重要意义的学科,是一门正在探索并快速发展的学科,是一门有着广阔发展前景和美好未来的学科。

### ➡➡ 护理教育学

护理教育学是以健康照护所需要的知识体系而归类的学科。通过护理教育传播认识和维护人类健康的知识,培训高素质的护理人才。护理教育学是将护理学与教育学相结合,运用教育学的原理和方法研究护理领域内的教育现象和教育问题,揭示护理教育规律的一门护理学交叉学科。

护理教育学研究和实践的主要内容可概括为三方面:一是护理教育理论和教育体系研究,包括适应国家卫生事业发展需求的各层次护理教育目标的系统整体构建,各类各层次护理人才培养模式或培训体系的构建与

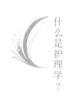

创新,适用于不同层次护理人才培养需要的教学实训基
地建设等。二是护理教育内容、方法与技术研究,包括护
理学课程设置优化与教材体系创新、护理学专业学生学
习心理、学习需求和学习行为研究,护理教学策略和方法
技术创新研究,护理智慧教学系统的开发与应用研究、护
理教育资源的配置与共享研究、各类护理课程的开发与
应用研究等。三是护理教育管理研究,包括护理院校文
化组织建设、护理教学质量保障体系的建设、护理师资培
养发展与评价研究等。

### ➡➡ 护理管理学

　　同护理教育学一样,护理管理学也是按照健康照护
所需要的知识体系而划分的学科。管理是一项普遍的活
动,大到整个社会,小到一个家庭和个人都参与管理活动,
面对管理的问题。每名护士都需要具有管理的知识和能
力,如管理病房、管理病人,也需要管理与同事的关系、管理
家庭生活……护理管理学是护理学和管理学相结合,运
用管理学的一般原理和方法研究护理领域内的管理现象
和管理问题,揭示护理管理规律的一门护理学交叉学科。

　　护理管理学研究和实践的主要内容可概括为三方
面:一是护理人力资源管理研究,包括护理领导力研究、各类医疗卫生机构护理人力资源优化配置、医院护士分层分级管理、医院护理管理绩效提升、护理人员培训与考核研究。二是医院护理成本与质量效益研究,包括医院护理项目成本测算方法与技术、医院护理质量管理与评价优化、临床护理实践标准和指南的研究。三是护理管理模式与现代护理管理手段的研究,包括信息化护理管理系统研发、护理管理流程优化、临床护理技术管理、移动护理系统开发研究等。

## ▶▶ 护理学的相关学科

每一门学科的生成和发展,除需要外部强大的需求和内生的源源动力外,向相关学科学习和跨学科的借鉴、学习也是必不可少的,特别是像护理学这样一门年轻的学科,学习借鉴其他学科的先进理论和最新成果是学科发展的加速器。与护理学科相关的学科包括两类:同门类相关学科、跨门类相关学科。前者好比护理学同门同族的亲戚,后者好比护理学密切交往的好友。

### ➡➡ 与护理学同门类的相关学科

#### ✥✥ 基础医学

基础医学是关于人类对自身认识的重要学科,主要

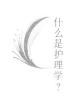

研究人体的结构、功能、遗传，以及发育、成熟、老化过程，并探究健康与疾病相互转化的原因、生理和病理改变以及药物治疗的作用机理等。基础医学包括人体解剖学、组织胚胎学、生理学、病理学、医学生物化学、免疫学、遗传学、病原生物学、药理学等。

可以说，基础医学是护理学的科学基础，为护理学的研究和护理对健康问题的诊断、评估、干预等专业实践活动提供了理论依据。例如，有护理学者依据解剖学的神经反射原理，开展智能化整合性老年照护模式的开发研究。正因为基础医学对于护理学的重要支撑作用，所以它也构成了护理学专业学生必修的主干课程群。

### ❖❖❖ 临床医学

临床医学，顾名思义，是一门直接面对病人，对病人直接实施治疗的学科；是一门研究人类疾病的病因、诊断、治疗和预后，提高临床治疗水平，最大限度减轻病人病痛，恢复病人健康的学科。

护理学和临床医学本是一体的，直到 2011 年国务院对一级学科进行增补调整后，护理学才从临床医学中分离出来，成为独立的一级学科。这很好地说明了临床医学和护理学的学科理论基础、研究对象和研究方法有一定的同源性。为什么护理学会从临床医学中分离出来呢？这是因为随着医学科学和高等护理教育的发展，临床医学和护理学在临床实践中的合作与分工越来越明确，护理工作的独立性日益显现。特别是整体健康概念在全社会的普及，以及现代社会民众对健康身体和健康生活的多样化需求，使得护理学维护和促进社会人群健康的独特价值日益为人们所认识，使得护理学的实践领域逐渐超越医院临床，扩展到社区、家庭；护理学的服务对象也超越医院病人扩展到全社会人口，包括健康人群。

尽管护理学已从临床医学中独立出来，但是临床医学对于疾病的病因学和发病机理的研究成果，以及不断创新的诊疗技术对于推动护理学研究和实践的深入发展，提升科学水平仍具有重要的指导意义。并且在很多临床疾病的诊疗和康复过程中，在许多医学和护理学研究中，需要临床医学和护理学的共同合作才能完成。

### ✥✥✥ 公共卫生与预防医学

公共卫生与预防医学是以人群为研究对象，从宏观与微观两个层面，研究对人群健康产生影响的自然、社会和个体自身因素及其作用规律，阐明环境与人群健康的

认识护理学

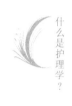

相互关系，制定公共卫生策略与措施，以预防疾病、促进健康、提高生命质量为目标的学科。

随着现代护理学的发展，护理学的服务对象和工作与研究的领域已从个体健康、病者护理扩展到包括健康人的全社会人口；覆盖从襁褓到临终的人生全过程；渗透到预防、诊疗、照护、康复全过程；落脚在医院、社区、家庭、城市、农村全社会。这一发展趋势使得护理学和公共卫生与预防医学的关系越来越密切。在研究目标、服务对象上，两门学科有一定的共同性，公共卫生与预防医学的理论和方法技术对于护理学的研究与实践具有重要指导和借鉴意义。护理学的分支学科——社区护理学运用公共卫生学的理论与技术为社区人群提供以维护和促进健康为目标的预防、保健、宣教、诊疗和康复综合护理服务。在国际上已有不少国家开设了公共卫生护理学专业，国内也出现了萌芽。

在今天，大多数疾病的诊断及治疗已不再是不可逾越的难关，但对于疾病进行有效防控仍然是全世界面临的严重问题。伴随着我国医疗体系大环境的变化，护理在公共卫生领域，在各种群体性疾病，尤其是传染病的防治中正发挥着重要作用。

## ➡➡ 护理学跨门类的相关学科

由于护理学科自身的特点,研究对象的复杂性和实践领域的广泛性,护理学科与众多学科具有跨学科的相关性,这些学科在护理学的体系构建中具有思想观念的启迪、方法技术的借鉴等重要价值。

### ✤✤ 心理学

将心理学放在跨学科相关学科的首位是因为心理学对于护理学的科学研究和专业实践具有重要的指导作用。

早在克里米亚战争中,南丁格尔就意识到心理护理的疗愈效果。随着护理学的进步,护理人员越来越多地从科学、理性的角度自觉地将心理学的众多理论,如人格理论、需要理论、动机理论、发展理论、认知行为理论、学习理论、行为改变理论等引入护理学,应用于护理学各个领域的研究和实践中,有效提高了护理学研究的科学化水平和临床护理干预、院校护理教学的效果。例如,护理学依据心理学创伤后成长理论制定护理干预措施,有效帮助患者提升应对伤病困境的心理韧性,通过疾病实现成长和获得经验。

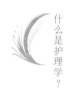

从心理学的视角认识和处理人们的健康问题，尤其是心理健康问题，已经是护理人员熟悉的专业思考路径。

❖❖ **教育学**

教育学给予护理学的支持主要表现在，教育学的一般原理和方法技术为护理学科领域内的教育教学活动提供了强有力的支持，例如，院校的各层次人才教育均以教育学和教育心理学的理论，如教育目标理论、德育原理、课程理论等为指导，制定教学目标，设计教学计划；运用教育学的基本教学方法和技术，如启发式教学法、发现法等开展教学活动，并结合学科需求，加以创新和发展，提升了护理教学的效果和科学化水平，并由此形成了护理教育学这一交叉学科。此外，教育学的理论和方法也为护士开展面向患者、家庭和社会大众的健康教育提供了理论和方法技术的支撑。

❖❖ **管理学**

同教育学一样，管理学和护理学的相关性在于管理学的一般原理和方法技术为护理学科领域内的各种管理活动提供了理论和方法学的指导和借鉴，包括医院的护理质量管理、护理人员的管理、资源的调配、护理绩效考核、病房和患者安全的管理；也包括护理院校的教学管理、科研管理、师资管理、经费管理；还涉及社区的环境管理、各类医疗保健机构的组织协调等，无不需要运用管理学的原理和策略。例如，目前在临床各科室的疾病护理工作中广泛开展的"品管圈"活动就是基于美国质量管理专家戴明提出的 PDCA 循环理论，并将其细化为 10 个具体步骤的质量管理模式(图 9)。这一新的护理管理模式，不仅有效提高了护理工作的效率，提升了护理服务质量，

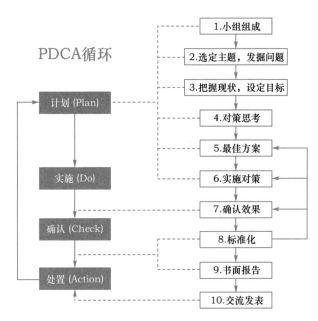

图 9 PDCA 质量管理模式

而且锻炼了护理人员的科研能力。正是在管理学的理论与方法思想的指导下，护理管理的科学化水平得到不断提升。

❖❖ 美学

美学是研究人与世界审美关系的一门学科，美学研究的对象是审美活动，要解决的问题是什么是美，怎样理解和鉴赏美，从而创造美的理论与方法。19 世纪俄国的唯物主义哲学家车尔尼雪夫斯基提出"美是生活"的著名命题，中国道家学派的代表人物庄子提出"天地有大美而不言"，都是从不同的角度说明美无所不在。但是很多时候很多人看不到或感觉不到美，这是因为美只有在审美关系中才能存在，也就是说，不仅需要有美的事物存在，还需要有能够审美的主体存在。因此，审美活动是人类一种不可或缺的精神文化活动。

护理学与美学的密切相关性表现在护理学领域的美既有科学之美又有艺术之美，护理实践是追求美、创造美的过程。护理工作的高质量不仅体现在帮助病人消除躯体疾患，还体现在帮助病人恢复与内外环境形成高度和谐的适应性、协调性的身心状态。

因此，护理学需要运用美学的基本原理、原则和观点,研究护理在维护和促进健康的活动中蕴含的美的现象和审美、创美活动的方法与规律。护理工作者需要掌握一定的美学知识,应用美学的基本理论指导护理工作,充分利用各种美的因素。例如,将护士职业形象所特有的外在美(仪表美、举止美、语言美等)和护士职业修养所体现的内在美(人格美、情感美、行为美等)相结合,通过端庄优雅的举止风度、亲和得体的交流语言、流畅娴熟的操作手法,创造出美的疗愈环境、美的护患关系,让病患感受和体验到人性之美、生命之美、生活之美,增添恢复健康的信心和能力。

❖❖ 伦理学

简单地说,伦理学是关于道德的学科,伦理学是以人类的道德现象、道德问题为研究对象,探讨道德的本质、起源和发展,道德水平同物质生活水平之间的关系,道德原则和道德评价标准,道德规范体系,道德的教育和修养,以及人生的意义、人的价值和生活态度等问题的理论和方法的学科。

护理学是研究人与健康关系的学科,护理是以人的健康为中心的职业,其特性决定护士在为患者提供护理服务的同时会涉及护患的关系和护理实践中的一些伦理问题。

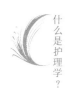

因此，伦理学为护理学提供了研究护理道德的产生、发展和变化规律，以及护士在为患方提供护理服务过程中应遵循的道德原则和规范的理论基础；指导护理人员运用伦理学原则去解决护理实践中的道德问题，处理护理人员和护理对象之间、与其他医护人员之间以及与社会之间的关系，维护护理职业荣誉，支持和维护病人的生命、健康、幸福、知情选择、隐私及尊严等权益；对所提供的护理服务负责，保证护理行为与技术符合护理伦理规范，与其他医护人员互助合作，共同为病人提供优质服务，以实现护理保护人类尊严和维护人类健康和幸福的承诺与道德责任。

❖❖ 信息学

信息学是以信息为研究对象，以计算机等技术为研究工具，研究信息的产生、表达、获取、传输、处理、分类、识别、存储及利用的运动过程和规律，以扩展人类的信息功能，辅助人类更有效地认识和改造世界为主要目标的一门新兴综合性学科。在当今的信息化时代，信息对整个社会已经产生极大的影响，任何学科、行业、组织都必须建立信息系统和运用信息技术，以应对瞬息万变的世界，护理学也不例外。

当前，护理工作的现代化和信息化程度越来越高，护理学需要运用信息学的理论和方法，研究护理实践领域中的信息产生、传输、交流和利用的问题；运用现代信息技术手段，管理护理实践范畴内的临床数据，建立与国际接轨的标准化护理术语体系，开发各种医院护理信息系统，以提升临床护理质量和工作效率。例如，目前广泛应用的智慧护理信息系统，就是护理学与信息技术结合的产物。在医院数据中心整合性平台基础上，护士手持便携式数据终端，就能通过无线网络与医院各种信息管理系统连接；在患者病床旁实时输入、快速查询患者的生命体征、检验报告和诊疗信息，准确快捷地完成患者出入院、临床诊疗和护理等工作，大大提高了护理工作的效率和安全质量。

2012年国际电信联盟和 WHO 联合推出的利用手机应用技术，宣传不健康生活方式带来的危害，以预防非传染性疾病的"移动健康"计划在中国的实施，更加速了护理学与信息学的结合。由护理人员和信息技术工程人员合作开发的运用于患者大众的健康教育、疾病延续性护理、慢病管理等的 App 陆续面世，受到了广泛欢迎，满足了患者、家属和社会公众对护理知识和信息的需求。与此同时，与信息学相结合而形成的护理信息学科也正在快速成长与发展中。

# 学习护理学

博学之，审问之，慎思之，明辨之，笃行之。

——《礼记·中庸》

当我们了解了护理学的本质特性、丰富内涵和在社会和人类健康事业中的重要作用与价值后，一定会进一步想知道，如果我想学习护理学，我可以选择什么样的院校、我会学习什么、怎样学习，那就让我们一起深入了解一下吧。

▶▶ **你想成为哪种学历层次的护理人才**

在我国目前的医疗卫生服务体系中，活跃着不同学历层次的护士，包括从中专学历的护士到研究生学历的护士,说明社会需要不同层次的护理人才。当前我国的护理学教育是一个包含中专生、大专生、本科生、硕士研究生和博士研究生的全层次教育体系。此外,还为获得博士学位的护理人员设置护理学博士后科研流动站。

尽管不同学历的护理学毕业生都不乏用武之地,但由于受教育的程度、受教育的时间、学习的方法不同,所以毕业后也会有不同的工作环境、发展空间和专业职能。下面简要介绍一下各学历层次的护理学教育概况。

➡➡ 护理学中专教育

护理学中专教育的主要任务是培养实用型护理人才,一般由中等职业院校完成,但也有高职院校参与。目前,全国有近千所院校开设护理学中专教育,招生对象为初中或高中毕业的应届生或往届生,学习年限一般为3年,毕业后获中专学历。这个学历层次的毕业生通过国家执业护士考试,取得执业许可证后,大多到基层医院和社区卫生服务中心工作。目前,一些发达地区的医院对护士的学历要求较高,所以这个学历层次的毕业生往往需要提高学历层次后才能有更好的就业前景。鉴于此,很多中职院校开展中职高职衔接项目,总学习年限为5~

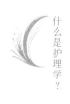

6 年，学生毕业后可获得大专学历。

### ➡➡ 护理学专科教育

护理学专科教育的主要任务是培养技术应用型护理人才。开设这个学历层次教育的学校类型有多种，可由普通医科大学或二级学院开设，也可由高等专科学校、高等职业技术学校及民办高校开设。招生对象为应届或往届高中毕业生，学习年限为 3 年；部分院校招收初中毕业生，学习年限为 5 年，毕业后均获大专学历。鉴于临床对高素质应用型护理学专业人才需求的增加，目前一些高职院校开设高职本科联合培养项目，使职业教育与普通教育贯通，学习年限通常为 4～5 年，学生毕业后可获本科学历。这个学历层次的毕业生取得护士执业资格证后，大多在各级各类医院和社区医院从事护理工作。

### ➡➡ 护理学本科教育

护理学本科教育的主要任务是培养高级应用型护理人才。承担这个学历层次教育的主要机构是各医科大学或综合性大学护理学院系，招生对象为应届或往届高中毕业生，通过国家统一的大学入学考试，学习年限一般为 4 年，少数院校为 5 年，学生毕业后获本科学历和学士学位。这个学历层次的毕业生取得护士执业资格证后,大多在各级各类医院从事临床护理、护理教育、护理管理和护理科研工作。

### ➡➡ 护理学研究生教育

护理学研究生教育包括硕士研究生教育和博士研究生教育两个层次。

#### ✛✛ 护理学硕士研究生教育

护理学硕士研究生教育主要有以下两种类型:

一是护理学学术学位硕士,定位培养护理学研究型人才,以基本科研能力培养为重点。由具有护理学学术学位硕士授予权的高等学校承担培养任务,招生对象是护理学专业或相关专业本科毕业具有学士学位或具有同等学力者,学习年限一般为 3 年。优秀的在读研究生,在第二学年可申请本校硕博连读项目。研究生毕业后,可进入各类型综合性医院或院校从事临床护理、护理教育、护理管理和护理科研工作,也可继续深造,攻读博士学位。

二是护理学专业学位硕士,定位于培养高层次、应用

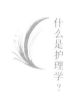

型、专科型护理人才,以临床专科护理实践能力培养为重点。由具有护理学专业学位硕士授予权的高等学校承担培养任务,招生对象同学术学位研究生,但考试录取分数线略低,也无硕博连读通道。专业学位研究生学习年限为 3 年,毕业后主要从事临床专科护理工作,也可攻读博士学位。

❖❖ 护理学博士研究生教育

护理学博士研究生教育,定位培养具有较坚实宽厚的理论基础和独立从事护理研究和教学工作能力的学术型高端护理人才。由具有护理学博士学位授予资格的高等学校承担培养任务,招生对象为护理学专业或相关专业具有硕士学位的人员,学习年限 3～6 年(图 10)。

近两年,有少数护理学院推出了"本硕博贯通式"研究生培养项目,选拔本科三年级的优秀学生进入"提前培养计划",以强化科研能力训练,缩短高端人才的培养周期。博士毕业生大多数进入高等院校从事护理教育和护理科研工作,也有不少致力于医院临床护理管理工作。另外,博士毕业生也可以选择进入护理学博士后科研流动站,积累更多的科研经历和经验。

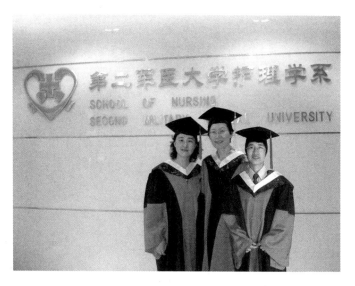

图10　2007年我国首届护理学科独立培养的博士研究生毕业

#### ▶▶ 你需要学习的主要课程

由于护理学专业的特殊性,课程设置的特点是,课程门类多、跨学科课程多、各门课程学时相对较少,目的是帮助学生形成科学合理、文理相融的综合性知识结构,以适应未来多样化岗位需求。概括起来,护理学专业的本科学生要学习的课程分为四大类别:公共基础课程、医学基础课程、护理学专业课程和护理人文社会科学课程。在完成四大类别课程学习后,学生还需要进行临床实习(图11)。

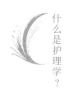

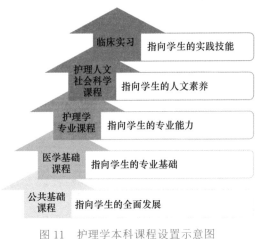

图 11 护理学本科课程设置示意图

### ➡➡ 公共基础课程

公共基础课程是指所有医学专业都要学习的课程，如政治思想及马列主义理论、英语、大学语文及体育等课程，随着新医科建设的发展，高等数学、化学、物理等课程的比重也在增加。

### ➡➡ 医学基础课程

这类课程是所有和医学相关的专业都要学习的课程。

### ❖❖❖ 人体解剖学

人体解剖学是阐释人体正常形态结构的课程。其主要任务是使学生理解和掌握人体各器官的形态结构、正常位置、重要毗邻器官和各器官之间的联系,为学生学习其他基础医学和护理学专业课程奠定基础。由于它是一门形态学课程,所以除了理论授课外,还特别强调实验课学习。

### ❖❖❖ 组织胚胎学

组织胚胎学是由组织学和胚胎学两门相互关联的学科组成的课程。组织学是从微观水平阐述人体结构与功能的学科,胚胎学是阐明从受精卵发育为新生个体的过程和机理的学科。课程的主要任务是使学生掌握和理解人体各器官、组织、细胞的微细结构及其功能的关系,熟悉人体胚胎发生过程,理解临床常见畸形的发生机制。同解剖学一样,该课程也安排一定学时的实验室学习,学生须通过显微镜观察、识别和分析细胞结构及其变化过程。

### ❖❖❖ 生理学

生理学是阐释正常人体功能活动及其规律的课程。其主要任务是使学生理解和掌握人体各系统器官和不同细胞正常的生理功能活动现象和规律,产生功能的内在

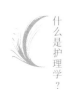

机制及其功能活动间的关系和调节因素等理论和技术，为后续专科疾病知识的学习打下基础。由于大部分生理学知识是从各种生理学实验中总结出来的，所以生理学课程还安排一定学时的实验项目，帮助学生更直观地理解和验证所学的生理学理论。

#### ✢✢ 生物化学

生物化学是阐释生命的化学组成及其在生命活动中变化和调控规律的一门课程。其主要任务是使学生理解和掌握生物体的化学成分（如糖、脂肪、蛋白质、酶、核酸等）的结构、性质和功能，在生命活动中所进行的物质代谢与能量代谢的基本原理和生物学意义，从分子水平理解生命现象本质的基本原理与基本实验技术，为学生学习其他基础医学和护理学专业课程奠定基础。

#### ✢✢ 病原生物学

病原生物学是由医学微生物学和人体寄生虫学两门学科组成的课程。课程主要阐释与医学有关的病原微生物（细菌、病毒和真菌）和人体寄生虫（原虫、蠕虫和节肢动物）的形态、结构、代谢活动、遗传和变异、致病机理、机体的抗感染免疫、实验室诊断及特异性预防等知识。其主要任务是使学生理解和掌握病原生物的生物学性状、致病机制、传播与流行规律、临床检测方法以及相关感染性疾病的防治原则、措施等理论与技能,为后续学习感染性疾病、传染病、寄生虫病、超敏反应性疾病和肿瘤等奠定理论基础。

❖❖ **病理生理学**

病理生理学是阐释疾病发生、发展过程中功能和代谢改变的规律及其机制的课程,是连接基础医学课程与专业课程的"桥梁"课程。其主要任务是使学生正确认识生病时患病机体内出现的各种异常的功能和代谢变化,掌握疾病或一些特定病理过程的发生、发展规律及其内在调控机制的基本原理和技能,为后续的护理学专业课程和临床实践的学习奠定基础。

❖❖ **病理学**

病理学是阐释疾病的病因、发病机制、病理变化、结局和转归的课程,也是连接基础医学课程与专业课程的"桥梁"课程。其主要任务是使学生认识和理解常见疾病在细胞、组织和器官层面上的病理形态及功能变化,进而掌握疾病本质和临床表现的理论和技术,为后续专科疾病知识的学习提供理论基础。病理学也是一门形态学课程,有一定学时的实验课学习。

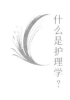

### ✥✥ 医学免疫学

医学免疫学是阐释人体免疫系统结构和功能的课程。其主要任务是使学生理解和掌握人体免疫系统的发生、组成及功能，免疫系统识别抗原（病原体）和危险信号后发生免疫应答及其清除抗原的规律和效应，免疫功能异常所致疾病及其发生机制，以及免疫学诊断与防治的基本理论和技术，为后续护理学专业课程学习打下基础。

### ✥✥ 药理学

药理学是阐释药物与机体（含病原体）相互作用及作用规律的课程。其主要任务是使学生理解和掌握各类主要药物的药理作用和机制，临床用药的主要适应证、不良反应和禁忌证，合理用药原则等基本知识和技能，为后续护理学专业课程学习和临床用药监护打下基础。

### ➡➡ 护理学专业课程

这类课程是护理学专业学生必修的课程。

### ✥✥ 护理学基础

护理学基础是护理学专业基础课程，也是护理学专业学生必修的专业主干课程。不少院校将这门课程分设为护理学导论和基础护理学两门课程。前者阐释护理学的核心概念和基本理论、护理工作的思维方式和基本方法、护理实践的伦理和法律等相关理论知识,后者阐释护士必须掌握的基本护理技术,如医院环境调控、患者入出院护理、患者卧位与安全护理、医院感染防控、饮食与营养护理、各种途径给药技术、心肺复苏等(图12)。课程设有大量的实训室技能操作训练。课程的主要任务是使学生理解和掌握护理学基本理论、整体护理的工作方法和基本护理技术,为后续专科护理课程学习和临床实践奠定基础。

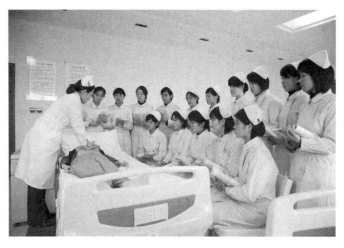

图12　心肺复苏操作示教

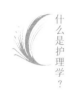

### ✥✥ 健康评估

健康评估是阐释诊断个体、家庭或社区对现存或潜在健康问题及其反应的基本理论、基本技能和临床思维方法的课程，是护理学专业学生必修的主干课程。课程安排了一定学时的实训室技术训练和临床见习。课程的主要任务是使学生理解和掌握全面、系统收集护理对象资料，正确评估身体、心理和社会健康状况，运用科学合理的临床思维方式分析、判断护理对象现存和潜在的护理问题的理论和技能，为护理各专科课程的学习和实践奠定基础。

### ✥✥ 专科护理课程群

根据归类标准不同，目前护理学院对这类课程有两种组课方法，一种是按目前临床分科实践组织课程，设为内科护理学、外科护理学、儿科护理学、妇产科护理学等；一种是按人的生命周期组织课程，设为母婴护理学、儿童护理学、成人护理学、老年护理学等。不论哪种分类，这些课程都是护理学专业学生必修的主干课程。这类课程或从各专科范围或从生命周期出发，全面阐释了个体从胚胎、成长、成熟到衰老过程中常见病、多发病的发病机理、临床表现、治疗原则的理论和技术。课程均安排了一定学时的实训室技术训练和临床见习。课程的共同任务是使学生理解和掌握临床各种常见病和多发病的发生发展规律、护理评估和诊断方法、实施身心整体护理和专科护理的理论和技能,为后续的专业实践奠定基础。

### ✤✤ 社区护理学

社区护理学是阐释社区护理的基本理论和工作内容,以及社区护理工作方法的课程。主要任务是通过理论授课和社区见习,使学生理解和掌握社区评估的基本方法和技巧、社区和家庭及社区重点人群的健康护理策略与方法、社区卫生事件的预防和应急管理、实施社区和家庭以及特定人群健康促进计划的理论和技能,为后续社区实践和社区护理工作打下基础。

### ✤✤ 精神科护理学

精神科护理学是阐释人的精神及其健康问题的防治与护理的课程。课程的主要任务是使学生理解和掌握临床常见精神疾病和精神障碍的评估、治疗原则和护理方法,精神卫生保健和精神疾病的预防、早期干预等的理论与技术。

### ✤✤ 急危重症护理学

急危重症护理学是阐释急危重症患者抢救、监测、护

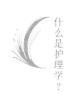

理以及科学管理的一门课程。课程的主要任务是通过理论授课和实训室或现场模拟技术训练，使学生理解和掌握各种急危重症的院前急救、急诊科管理、重症监护、并发症预防，以及突发公共卫生和灾害事件的应急处理的理论与技术。

✤✤ 护理科研

护理科研是一门阐释何为护理科研、为何要做护理科研、如何做护理科研的方法学课程。课程的主要任务是使学生理解和掌握护理科研设计、文献检索和数据处理、护理科研论文写作、护理科研管理等方面的理论和方法，为学生今后从事护理科研工作打下基础。

➡➡ 护理人文社会科学课程

护理学专业的课程设置中一般都安排了一定比例的护理人文社会科学课程作为必修课程，以培养学生专业人文精神，适应现代跨学科护理实践的需要。主要课程包括护理伦理学、护理心理学、护理管理学、护理教育学、护士人文修养等课程。这些课程阐释了护理学人文本质和职业精神内涵，从护理的视角阐释了如何运用各相关人文社会学科的理论与技术解决护理领域的相关现象和问题的策略与方法。课程的主要任务是使学生形成关爱生命、尊重护理对象的职业精神和态度,学会跨学科的综合思维方式,具备能够根据各护理学科实践领域的特点和需要,运用相关学科的理论和方法技术,解决护理学科内的实际问题的能力。

## ▶▶ 你将经历的培养过程

从护理学的历史发展过程中,我们看到南丁格尔时代的护理教育机构是一种以医院为基础的护士学校,这说明护士的成长之路离不开临床实践和经验性学习。随着医学科学的进步和专业化护理的发展,社会对护理人才的需求不断扩大,对护理人才的要求逐步提高,护理教育主要实施机构逐渐从医院转换为高等学校,使得护理教育更趋于正规化和标准化。但是护理人才成长的路径并没有改变,医院仍是护理教育重要的依托机构。护理学专业学生的培养过程都将经历三个阶段:在校学习阶段、临床实习阶段和毕业后学习阶段。

### ➡➡ 在校学习阶段

此阶段主要是在护理院校进行课程学习,主要任务是培养学生掌握坚实的专业基础知识和护理操作技能。

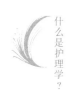

根据医学教育的规律和学生学习的心理规律,此阶段课程安排顺序是先基础课程,后临床课程,即先学习公共基础课程和医学基础课程,为学生打下比较深厚、坚实的生物医学基础和相关的自然科学基础,搭建基本的人文知识结构框架,然后学习护理学专业课程,帮助学生形成整体护理的观念和尊重他人、关爱生命的职业情感与态度,掌握从事护理实践所需要的基本知识和基本技能。

此阶段主要是通过课堂学习、作业练习、小组讨论、案例分析、床旁教学、临床见习、实验室或实训室动手操作等方式进行学习。学生在学习中应培养自己主动学习的意识和能力,养成自主学习的好习惯,在老师的指导下,锻炼自己的观察和分析能力、沟通和合作能力,勤学苦练,熟练掌握护理操作技能,为下一阶段学习和毕业后从事临床、科研、教学工作打好基础。

### ➡ ➡ 临床实习阶段

根据教育部《护理学类教学质量国家标准》规定,护理学本科教学计划必须安排不少于 40 周的毕业前临床实习期,一般安排在第四学年。一般护理院校都会安排 40 周到 48 周的临床实习期。此阶段是一名护理学专业学生成为一名真正的护士必须经历的阶段。

实习科目包括内科、外科（含手术室）、妇产科、儿科、急诊科、重症监护室、精神科、社区卫生中心等的实习。通常根据学习内容的重要性和学习量的多少安排各科室2～4周的轮转学习。实习期间的主要学习任务是在临床老师的指导下，从事临床实际护理工作，例如，管理床位病人、护理查房、观察病情、实施各科病人的整体护理、执行医嘱、进行药物治疗、营养治疗、治疗管道护理、围手术期护理、手术配合、急危重症的抢救配合，重要脏器的功能监测、医疗护理文件的书写等护理技术操作，参加健康教育和护理小讲座等，本科生还必须进行临床科研训练，完成毕业论文。

总之，在临床实习阶段，学生将所学的理论知识运用到临床实践中，进一步巩固了所学的专业知识、护理基本技术和专科护理技术。

### ➡➡ 毕业后学习阶段

毕业后学习主要指毕业生进入各级各类医疗卫生机构后接受的新护士岗前培训或者继续护理学教育。

一般进入各类医院工作的毕业生在定岗前须接受任职单位的岗前培训课程学习，主要内容包括所在医疗机构的规章制度、一般护理和特色护理服务项目和技术、护

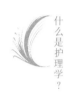

理法规和护理安全教育、护理信息系统的应用等。这是
培养新护士实际工作能力，巩固专业思想，强化护理技能，
尽快适应从学生到护士的角色转变，适应各医疗机构的工
作环境，形成归属感，促进专业成长和发展的重要阶段。

考研是很多希望从事院校护理教学和科学研究的护
理学专业本科毕业生的一个选择。由于院校受人才招聘
政策的影响，招聘新人入职的学历要求日渐提高，越来越
多的医院优先招聘具有研究生学历者，研究生学历的护
理人才供不应求，致使考研的竞争非常激烈。考生可以
报考自己喜欢的国内外院校，选择自己感兴趣的护理研
究方向。录取后，学生通过研究生学位课程和专业课程
的学习，以及经历从科研设计、开题报告、实施课题研究、
发表学术论文、撰写学位论文到通过论文答辩这样一个完
整的科研训练过程，可使自己的思维能力、理论水平、科研
能力得到很大提升，入职后很快就能成为护理教育和科研
领域、临床专科高级护理实践领域的主力军和学术骨干。

### ▶▶ 你可以选择的护理院校

阅读至此，已经萌生学习护理学想法的你，一定开始
思考该选择报考哪所院校，或者哪所院校的哪个专业方

向更适合自己。下面就向你介绍国内外一些知名高校护理学专业的特色和优势。

## ➡➡ 国内拥有护理学专业优势的院校

截至 2021 年底,全国开设护理学专业的高职院校有 700 余所,本科院校有 280 余所;在护理学一级学科下招收硕士研究生(学术型和专业型)的院校有 120 余所,招收博士研究生的院校有 28 所。

下面举例介绍 10 所国内重点高校护理学专业的特色和优势。

### ❖❖ 中南大学

中南大学位于湖南省长沙市,其护理学专业历史悠久,源于 1911 年美国雅礼协会创建的雅礼护病学校,是中国最早开办护理教育的院校之一。该校学历教育层次齐全,是首批获批一级学科护理学硕士和博士学位授权资格的院校之一,设置了护理博士后科研流动站,获批国家一流本科专业建设点、湖南省特色专业、湖南省"十二五"规划重点学科、湖南省重点实验室,科研实力雄厚,跨学科特色明显。形成公共卫生护理与疾病防控、老年护理与慢病管理、精神卫生与心理护理、临床护理理论与技

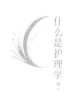

术、护理管理理论与实践、护理伦理与法治研究 6 个研究方向和领域。

### ❖❖ 海军军医大学

海军军医大学地处上海，原名为第二军医大学，其护理学专业创建于 1949 年。该校是国内首批开展护理本科和硕士研究生教育的院校之一，国内首个博士学位授权点、首批护理博士后科研流动站之一；学科特色鲜明、实力雄厚，是军队重点建设学科、人民解放军总后卫生部重点学科、上海市重点学科和一流学科、上海市Ⅰ类高峰学科；教学资源丰富，拥有 10 余家附属医院和教学医院、2 个国家临床重点专科、22 个全军和上海市护理研究生实践基地、专科护士培训基地、护理示范基地和护士实训基地。护理学专业包括灾害与急危重症护理、野战与海战伤护理、老年护理与慢病管理、心理护理与心理健康促进、护理教育与护理管理、临床专科专病护理、人文护理与临终关怀等研究方向和领域。

### ❖❖ 四川大学

四川大学位于四川省成都市，其护理学专业源于 1915 年加拿大人梅素英创立的私立华西协和大学医学院附属护士学校，百年传承，发展为今日的一流护理学专业。其护理学专业获批国家级特色专业、国家首批临床重点专科、省重点实验室;建立了从本科到博士全层次的高等护理教育人才培养体系,并设有护理学博士后科研流动站,入选教育部"双一流"学科建设;获批国家级特色专业、国家一流本科专业等建设项目;设立基础护理学、灾害护理学、老年社区护理学、妇科儿科护理学、临床护理学 5 个二级学科,并形成了基础护理、灾害创伤急救护理、老年慢病康养护理、母婴护理、围手术期快速康复、患者安全循证护理、患者精准症状护理、安宁疗护、五官护理等 9 个研究方向和领域。

#### ✤✤ 北京协和医学院

北京协和医学院的护理学院是一所拥有百年历史的护理院校。前身是北京协和医学院护士学校,始建于 1920 年,是我国最早开展护理本科教育的学校;1996 年与原中国医学科学院卫生学校合并,成立中国协和医科大学护理学院;2004 年与美国约翰斯·霍普金斯大学护理学院联合开设护理博士生教育项目。该学院毕业生中有 7 人荣获南丁格尔奖章,9 人当选美国护理科学院外籍院士,成为中国护理学界的典范。现设有基础护理、临床护理、社区护理 3 个学系,形成社区护理、老年护理、慢病护理、急危重症护理、妇女儿童保健与疾病管理、心理健

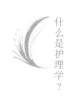

康及精神卫生、护理管理等研究方向和领域,教学科研实力强,教学资源丰富。获批国家级虚拟仿真实验教学中心、教育部应用型护理本科专业人才培养创新实验区、国家级特色专业、国家一流本科专业。

❖❖ 首都医科大学

首都医科大学护理学专业创建于 1961 年,原为北京第二医学院护理系,首任护理系主任是我国第一位南丁格尔奖章获得者王琇瑛。目前,学校设有从高职到博士全层次的护理教育体系,在本科教育中设有助产方向和国际合作本科生培养项目。该校护理学专业在国内首批设置护理学博士后流动站,入选北京市重点学科、国家级特色专业、国家级一流本科专业以及教育部虚拟教研室试点等建设项目。教学资源丰富,拥有 20 所附属医院、12 家教学医院和国内首家实验护理学研究中心、6 个国家重点临床专科;科研实力强,已形成心血管与呼吸危重症及延续性护理、护理质量控制与绩效管理、护理信息学、护理核心胜任力本科教育模式、护理人际沟通、心理调适与心理护理、癌症康复护理等研究方向和领域。

❖❖ 北京大学

北京大学是我国首批恢复高等护理教育的院校之

一，是国内护理学科第一个获批硕士学位授权点的院校，目前拥有全层次的护理教育体系，并设有护理学博士后科研流动站，先后入选国家"双一流"建设学科行列、国家一流本科专业、教育部虚拟教研室试点建设单位、"科创中国"创新基地。拥有北京大学医学部智慧康养研究院、循证护理研究中心等研发基地和科研平台，已形成老年与智慧康养、慢性病与肿瘤护理、助产与母婴健康、精神健康与脑科学、循证护理与循证决策等重点研究方向，教学与科研实力雄厚。

### ✤✤ 上海交通大学

上海交通大学是全国首批开展护理学本科教育的院校之一，其护理学院成立于 1985 年。其护理学专业目前学历教育层次齐全、教育资源丰富，拥有 13 家附属医院、28 家市级以上专科护士培训基地、1 所与上海市护理学会联合开办的上海国际造口治疗师学校。获批国家级一流本科专业、国家临床重点专科、上海市教育高地、全国高校特色专业、上海高等学校高原学科、上海市突发公共卫生事件应急处置护理预备队等建设项目。学院形成了临床专科护理、公共卫生应急护理、妇儿健康、精神与心理健康、护理管理等重点研究方向。

❖❖ 山东大学

　　山东大学位于山东省省会济南市,其护理学专业有百年历史,源于1914年共合医道学堂附设医院(齐鲁大学医学院前身)开设的四年制护士班。该校护理学院是全国首批开展护理学本科教育的院校之一,学历教育层次齐全,设有护理学博士后科研流动站,先后入选国家特色专业、国家级一流本科专业以及山东省"高峰学科"等建设项目。已形成临床护理学、基础护理学、人文护理学和康复学4个学系和护理与康复学实验教学中心,拥有多所附属教学医院作为实践教学基地,已形成老年护理、心理应激与健康、慢病护理和智慧康养等特色研究方向。

❖❖ 复旦大学

　　复旦大学是全国首批开展护理学本科教育的院校之一,其护理学院的前身是1920年创办的上海西门妇孺医院协和护理学校,是国内首批获得一级学科硕士学位、博士学位授权点资格的院校之一,设有护理学博士后科研流动站。其护理学专业获评上海市一流学科,获得国家重点专科、国家一流专业等建设项目;设有从专科到博士的全层次护理教育体系,并设有护理本科助产方向、中芬跨专业联合"健康信息硕士双学位项目",教学资源丰富,建成一流的护理实践教学中心,拥有 18 所附属医院、6 所社区卫生服务中心、30 多个国家和上海市专科护理培训基地;已形成全生命周期专科专病护理、循证护理实践、高级护理实践、老年护理和长期照护、护理信息化及护理大数据五大研究和学科发展方向。

### ❖❖ 中山大学

中山大学是国内首批开展本科和博士护理教育的学校之一,学历教育层次齐全,护理学专业源于始建于 1913 年的广州博济学院高级护士职业学校,1987 年成立护理系。该校护理学专业是广东省高等学校名牌专业、教育部本科特色专业建设点;广东省重点学科和名牌专业、国家特色专业、国家一流本科专业建设点。拥有 2 个国家临床重点专科和广东省实验教学示范中心、10 家附属医院和一家造口治疗师学校,教学资源丰富;已形成肿瘤护理、老年慢病护理、社区与康复护理、急危重症护理等主要研究方向。

### ➡➡ 国外拥有护理学专业优势的院校

作为学科的护理学起源于西方,由于起步早、发展快,在西方的一些发达国家中,其护理教育与研究的发展也走在世界前列。

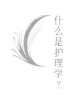

下面举例介绍 10 所国外拥有护理学专业优势的院校。

❖❖ **宾夕法尼亚大学**

宾夕法尼亚大学护理学专业创建于 20 世纪 20 年代，是美国护理学专业教育的先锋，宾夕法尼亚大学护理学院是世界顶尖护理院校之一。学院开设护理本科、硕士和博士教育，其受到考生青睐的专业有助产护士、麻醉护士和儿科护理等。学院先进的模拟实验室、以团队为基础的临床实践和专业的导师团队，是宾夕法尼亚大学护理学院享誉全球的重要原因之一。学院设立了美国第一个护理研究办公室，另设四大研究中心，分别是全球妇女健康中心、健康结局和政策研究中心、芭芭拉·贝堤护理历史研究中心和纽考特兰转化与健康中心；研究方向涉及健康公平、健康政策、移动健康、行为经济学等多个领域，研究网络覆盖全球；在护理历史、社区护理、老年保健与安全及妇女健康等研究方面形成了特色和优势，是WHO 指定的护理和助产领导力合作中心。

❖❖ **伦敦国王学院**

伦敦国王学院的弗洛伦斯·南丁格尔护理、助产及安宁疗护学院是欧洲顶尖的护理学府，前身是 1860 年创立的南丁格尔护士训练学校。学院提供本科、硕士和博士学位教育,目前拥有成人护理系、儿童与家庭健康系、心理健康与护理系、助产学系4个系和临床照护应用技术研究部、长期照护研究部、方法学研究部和以首创临终关怀医院的西塞利·桑德斯夫人名字命名的西塞利·桑德斯姑息治疗、政策与康复研究所。该学院的护理学专业以卓越的教育和研究而闻名,其90%的研究成果在英国研究卓越框架(REF)2014年评估中获3星或4星评级,其在安宁疗护和生命终末期研究成果的引用率为欧洲第一、全球第二。

### ❖❖ 约翰斯·霍普金斯大学

约翰斯·霍普金斯大学拥有全球公认的护理教育、研究和实践领导者地位。其护理学院不提供本科护理教育,而是将重心放在研究生教育上。目前,学院设护理硕士预科、硕士、硕士后、哲学博士和实践博士学位项目,专业方向有医疗保健组织领导、护理教育、麻醉护士、精神健康、家庭保健和成人与老年初级保健、急症护理、重症监护等。

### ❖❖ 华盛顿大学

华盛顿大学自1918年开展护理本科教育,历经百年

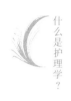
发展，成为国际顶尖护理教育学府。护理学院设有生物行为护理与保健系统、家庭与儿童护理、社会心理健康与社区卫生3个系，学历教育层次齐全，培养项目有护理学学士项目、护理学硕士项目（临床信息学和护理技术）、护理学博士项目（老年病学急救护理实践、老年病学初级保健实践、家庭护理实践、助产士、儿科急救护理、儿科初级保健、人口健康护理学、人口健康学与全球健康管理学联合学位、精神健康护理实践和女性健康临床护理专家）。

❖❖❖ 南安普顿大学

南安普顿大学是欧洲顶尖的护理学专业院校之一，提供成人护理、儿童护理、心理健康和助产士4个护理本科三年制项目和3个本硕综合四年制项目（成人与儿童护理、成人和心理健康、儿童与心理健康），以及研究生文凭、硕士和博士学位项目。学院设有四大研究方向：积极生活、健康需求、基本护理和健康工作。研究项目涉及肌肉、骨骼、神经和呼吸系统疾病患者的康复，衰老和痴呆，癌症与生命受限，临终患者照护，长期照护，膀胱和肠道管理，药品管理，皮肤健康，社会网络健康与福祉，卫生人力与系统等。

### ❖❖ 曼彻斯特大学

曼彻斯特大学是在全球享有盛誉的研究型大学,学历教育层次完整,本科教育设置成人护理、儿童护理和心理健康护理 3 个专业方向。研究生教育设有成人护理、眼科高级护理实践、领导力高级护理实践、健康与社会护理、心理健康、助产学、初级保健和卫生服务等硕士和博士教育项目。护理科研实力在全英乃至全球均处于领先地位,现有失智与老年照护、健康老龄化、精神健康、失聪人群社会学、支持与安宁疗护、伤口研究 6 个研究方向。

### ❖❖ 耶鲁大学

耶鲁大学是世界著名的私立研究型大学,其护理学专业创建于 1923 年,是美国最早开设护理本科学历教育的院校。目前,学院已不设置本科教育,聚焦于研究生和博士后教育和科研。现有开业护士、高级助产护理、高级麻醉护理、临床高级护理等硕士、硕士后、博士学位项目,还有专门为非护理学专业背景学生设置的护理学研究生入学预科项目。教学资源丰厚,拥有先进的模拟教学与评估实验室,为学生创设了一流的交互式学习环境。毕业生可获得成人老年急救护理、家庭护理、儿科卫生保健和急症护理、精神心理健康等领域开业护士和临床高级

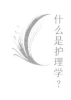

护理师资格。学院科研实力雄厚，主要研究方向有慢性病管理、疾病和残疾预防、症状管理、遗传病风险、艾滋病、性/生殖健康、安宁疗护及护理干预等。

✤✤ **北卡罗来纳大学教堂山分校**

北卡罗来纳大学教堂山分校是世界顶级研究型大学，其护理学院创建于 1950 年，学院下设家庭健康、成人与老人健康、卫生保健环境 3 个系，学历教育层次齐全，设有开业护士、高级护理实践等硕士、博士学位项目和本硕博加速项目，专业领域包括成人护理/家庭护理、新生儿、儿科、精神心理保健开业护士项目和行政管理、病人管理、教育/信息学、卫生保健系统护理专家和精神心理保健临床护理专家项目。

✤✤ **阿尔伯塔大学**

阿尔伯塔大学是一所公立研究型大学，其护理学院是加拿大最大的护理学院之一，是加拿大仅有的 6 所提供从本科到研究生阶段所有学位课程的学院之一，也是美国国家哈特福德老年卓越护理中心在加拿大的唯一成员。作为加拿大护理教育的先驱，阿尔伯塔大学 1918 年开始提供护理课程，1975 年开设首个护理硕士项目，1991 年开设首个全额资助的护理博士项目，是加拿大首批开设完全线上博士研究项目的学院之一。学院的主要研究方向包括老年护理相关研究、痴呆患者生活质量改善及长期照护、网络护理实践、卫生及移民政策研究、儿童健康促进研究等。

### ✦✦ 多伦多大学

多伦多大学是一所公立研究型大学，1920年开设公共卫生护理系，1928年创立了加拿大首个大学护理课程，目前，学历教育层次齐全，培养项目多样。学院主要有3个研究方向：其一，有效照护及健康结局研究，研究涉及各种健康问题，如癌症和姑息治疗、重症护理、心血管疾病、老年护理、急性和慢性疼痛等。其二，医疗护理系统研究，从社会学、生物统计学、经济学的角度，研究包括卫生人力资源、护士迁移、护理效能、护理和健康结果、质量工作环境、绩效评估、护理领导力等。其三，健康及健康照护关键路径研究，以系列批判性和社会性理论为基础，研究健康和卫生保健领域的问题，强调定性、参与式及理论研究，研究导致不同人群健康差异的原因，如性别、收入不平等、残疾、种族主义等相互关联和边缘化社会关系，并将视野放大至全球研究。

# 走进护理学

只要我们具有能够改善事物的能力，我们的首要职责就是利用它并训练我们的全部智慧和能力，来为我们人类至高无上的事业服务。

——托马斯·亨利·赫胥黎

"纸上得来终觉浅，绝知此事要躬行。"护理是一门实践性很强的学科，只有真正从事这份工作，才能切实感受到它的价值与魅力。随着学科整体实力的提升，社会认可度不断提高，护理逐渐成为一个具有广阔发展前景的理想就业选择，吸引越来越多的年轻人加入。在护理工作的发展道路上，心无旁骛，笃定前行，才能从专业走向职业，从职业走向事业。

## ▶▶ 云程发轫：就业前景与优势

### ➡➡ 护理学专业的就业前景

在填报高考志愿时，大多数的考生和家长都希望能够寻找到一个毕业时好找工作、薪酬高、幸福感强的专业。护理学是难得的能够兼具这些"优秀品质"的专业，在就业选择时拥有令人艳羡的竞争优势。

#### ✛✛ 巨大的需求缺口

一个专业就业前景如何，关键要看社会的需求面和需求量。下面介绍护理学专业的国内外需求情况。

（1）全球护士短缺情况

2020 年，WHO 与国际护士会和"护理服务刻不容缓"全球运动联合发布了《2020 年世界护理状况报告》。该报告以 193 个国家和地区的数据及标准化指标为基础，勾勒出全球护理状况。

全球护理从业人员为 2 790 万人，是医疗卫生机构内最大的职业群体，约占卫生专业技术人员的 59%。尽管如此，世界上至今还没有一支与全民健康覆盖和可持续发展目标相称的护理人员队伍。据统计，2018 年全球护

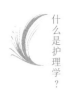

士短缺达 590 万。由于占世界人口一半的国家拥有全世界 80% 以上的护士,所以,530 万护士缺口(90%)集中在低收入和中低收入国家,非洲、东南亚和东地中海区域国家以及拉丁美洲一些国家的每万人口中护理人员密度差距最大。同时,尽管发达国家相对于人口基数,护理从业者人数并不少,但由于对健康需求水平的不同,也同样存在严重的护士短缺问题。据美国劳工统计局估计,到 2030 年,每年将有近 19.5 万个注册护士职位空缺。

要在 2030 年前解决所有国家的护士短缺问题,全球的护理毕业生总数平均每年需要增加 8%,同时要提高雇用和留住这些毕业生的能力。为此,WHO 敦促各国政府和所有相关利益攸关方,大规模投资护理教育,到 2030 年创造至少 600 万个新的护理工作岗位,以教育和雇用更多的护士,满足全球需求。

**(2)我国护士短缺情况**

我国公布的《"十四五"规划和 2035 年远景目标纲要》中明确提出,要提升医护人员培养质量与规模,将每千人口拥有注册护士数(指每千名常住人口拥有的注册护士数量,设置该指标有利于引导提升注册护士规模和质量,促进人民享有公平可及的护理服务)提高到 3.8

人。根据我国卫生统计数据,2019年底,全国护士总数达445万人,每千人口护士数为3.18人左右,但总体分布不均衡。根据《2020年世界护理状况报告》,2018年全球每千人口拥有护士数量为3.69人。其中,美洲区域数量最多,达8.34人,其次是欧洲区域,为7.93人,我国所在的西太平洋区域仅为3.6人。这意味着我国每千人口注册护士数达到3.8人的目标后,仍与西方发达国家目前的每千人口护士数有很大差距。可以预见,未来我国对护士的需求仍有较大的增长空间(图13)。

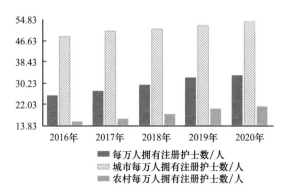

图13 我国2016—2020年每万人拥有注册护士数

数据来源:国家统计局

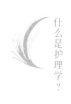

❖❖ **可喜的就业形势**

根据麦可思公司推出的《就业蓝皮书·2021年中国本科生就业报告》数据，从就业质量（指对工作收入、工作环境、专业对口性、工作稳定性、职业发展前景、就业满意度等指标的综合评价）来看，就职于医疗和社会护理服务业的本科毕业生半年后和三年后的就业质量在就业数量排名前十位的行业中稳居第六位。

➡ ➡ **护理学专业的就业优势**

❖❖ **较高的就业满意度**

就业满意度是衡量大学毕业生就业效果的主观指标，也是大学生对自身就业状况的综合评价指标。根据《就业蓝皮书·2021年中国本科生就业报告》，毕业三年之后，在就业满意度最高的五个专业类别中，护理学类就业满意度为74%，位居满意度榜第四名。由此可见，大多数护理学专业毕业生还是满意自己所选择的就业岗位的。

❖❖ **较强的就业稳定性**

一般而言，就业岗位与专业相关度越高，该专业的就业稳定性就越高，因为就业者能够学以致用，较快进入职业的专业化上升轨道。护理学专业就体现了这一特点。

麦可思数据显示,护理类专业毕业生中九成以上进入"医疗和社会护理服务业":2017届护理类专业本科毕业生的工作与专业相关度达到95%,半年内的离职率为12%,明显低于全国本科毕业生平均离职率23%的水平。从2014届本科毕业生毕业三年内平均雇主数的分析也可以看到,护理类专业本科毕业生平均雇主数最少,仅1.3个,明显低于全国本科毕业生平均雇主数2.0个的水平。因此,护理学专业毕业生一旦就业,很大概率会稳定在工作岗位上。

### ❖❖ 优惠的就业政策

2007年,教育部等六部委发布《关于进一步加强国家重点领域紧缺人才培养工作的意见》,将护理学专业列入国家紧缺人才专业予以重点扶持,从国家到地方都给予了就业政策倾斜,有力提高了护理学专业毕业生的就业水平。在一些发达地区和城市,尤其是一线城市,更是有明确的政策倾斜,比如,上海市在《2021年对非上海生源应届普通高校毕业生进沪就业申请上海市户籍的评分办法》中明确规定,无论是研究生层次,还是本科层次,护理都是上海市重点发展领域所需学科(专业),给予加3分,从而使护理学专业毕业生获得极大的落户优势。

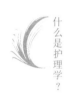

#### ✤✤ 增幅较大的薪酬

麦可思数据显示,2020届本科生毕业半年后在"医疗和社会护理服务业"就职的月收入为 4 955 元,在毕业生数量较多的 5 个医学专业类中,护理学类(5 164 元)、药学类(5 125 元)收入相对较高。并且随着工作时间增加,医疗行业从业者有较大幅度的薪资增长,2015 届医学门类本科生毕业五年后(2020 年)平均月收入(9 236 元)较同届毕业半年后平均月收入涨幅为 167％。可见,护理行业就职者的薪酬增长后劲有力,值得期待。

## ▶▶ 大有可为:就业领域与岗位

随着大健康观的建立以及社会对健康需求的增加,护理学专业的内涵和外延都得到了极大的拓展。虽然目前各级各类医疗机构仍是护理人员就业的主要领域,但也有越来越多的护理人员走向不同的工作领域与岗位。以下对护理学专业的主要就业领域与岗位做一概要介绍。

#### ➡➡ 护理学专业的就业领域

#### ✤✤ 医疗卫生机构

医疗卫生机构主要包括医院、基层医疗卫生机构、专业公共卫生机构等（表1）。

表1　　　　我国医疗卫生机构构成（2020年）

| 指标 | 数量/个 | | | | |
| --- | --- | --- | --- | --- | --- |
| | 2016年 | 2017年 | 2018年 | 2019年 | 2020年 |
| 医院 | 29 140 | 31 056 | 33 009 | 34 354 | 35 394 |
| 基层医疗卫生机构 | 926 518 | 933 024 | 943 693 | 954 390 | 970 036 |
| 专业公共卫生机构 | 24 866 | 19 896 | 18 034 | 15 924 | 14 492 |
| 其他机构 | 2 870 | 2 673 | 2 752 | 2 877 | 3 000 |
| 合计 | 983 394 | 986 649 | 997 488 | 1 007 545 | 1 022 922 |

数据来源：我国卫生健康事业发展统计公报

**（1）医院**

各级各类医院是护理学专业毕业生的主要就业渠道。

根据医院规模、科研方向、人才技术力量、医疗硬件设备等，我国将医院分成三级，各级医院之间建立双向转诊制度并形成逐级技术指导关系。一级医院：病床数在100（含）张以内，是直接向一定人口的社区提供预防、医疗、保健、康复服务的基层医院、卫生院。二级医院：病床数在101～500张，是向多个社区提供综合医疗卫生服务

走进护理学

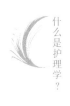

和承担一定教学、科研任务的地区性医院。三级医院:病床数在 501 张以上,是向几个地区提供高水平专科性医疗卫生服务和执行高等教育、科研任务的区域性以上的医院。

这些医院是护士工作的主阵地,国家对各级医院的护理人员的基本数量和质量有明确的规定,除需要符合《医疗机构基本标准(试行)》外,还应满足:实际从事临床护理工作的在编护士人数不少于卫生技术人员总数的 50%,病床床位数与病房护士人数之比不低于 1∶0.4,具有大专以上护理学专业毕业文凭的护士不少于护士总数的 20%。对一些重要的科室,如重症监护室(ICU)的护理人员的数量要求更高,床位数与护士人数之比必须达到 1∶4。根据我国《2021 年国民经济和社会发展统计公报》数据,截至 2021 年底,全国共有医院 3.7 万个,且医院的数量呈逐年上涨的趋势,按此基数计算,医院对护理人员的需求巨大,将提供大量的护理就业岗位。

此外,在当前医疗体制改革的背景下,为提高全民健康水平,政府鼓励引入境外医疗资本和技术。在我国的外资医疗机构,其服务领域集中在眼科、齿科、妇儿科及肿瘤科等专科领域,综合类医院较少。外资医疗机构有较好的薪酬待遇,也成为护理学专业毕业生的就业选择。

（2）基层医疗卫生机构

基层医疗卫生机构包括社区卫生服务机构、乡镇卫生院、诊所、医务室等。这类机构数量庞大，并且随着《"健康中国2030"规划纲要》的实施，政府推出分级诊疗和医联体等制度，有力促进了优质医疗资源下沉，给基层医疗发展注入新的动力。基层医疗卫生机构数量逐年上升，至2020年底已占全国医疗卫生机构总数的94.8%，进入发展的快车道，对护理人才需求巨大。同时，随着基本公共卫生服务项目不断完善，要求越来越高，加上家庭病床、家庭护士签约服务，基层医疗卫生机构中高素质医护人才明显不足。为此，各地纷纷出台吸引本科以上学历医护人才的优惠政策，如落实事业编制，给予培训深造机会、畅通职称晋升渠道，提供住房福利和人才补助等。可以推测，基层医疗卫生机构将成为护理学专业毕业生展示才华的宽广舞台。

（3）专业公共卫生机构

专业公共卫生机构包括疾病预防控制中心、专科疾病防治机构、妇幼保健机构、卫生监督机构、计划生育技术服务机构等。这些机构依据其业务范围和工作种类的

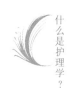

不同,都设立了不同的护理工作岗位或综合性岗位,适合不同专业方向的护理学专业毕业生。

❖❖ **医学教育、科研机构**

医学教育机构包括各级各类医科院校、高职和中职院校、专业技术院校、普通高等学校中的医学和护理院系。医学科研机构通常设置在高校或医疗科研水平较高的医院内,依据不同的研究任务和研究水平而设置编制与规模,如医学教育研究中心、医学人文研究院、心血管病研究所、脑卒中防治研究中心、循证护理研究中心等,主要进行医学科学与教学研究。教育、科研机构是理想的就业领域,但这些机构对入职者资质要求较高,通常要求具有硕士以上学历,并须经过严格的竞聘程序。有实力并喜欢教学和科研工作的护理学专业研究生应该勇于尝试,这是一类充满创造活力、职业声望很高的就业领域。

❖❖ **各级各类学校的卫生机构**

国家为加强学校卫生工作,提高学生健康水平而制定的《学校卫生工作条例》中要求:普通高等学校、中等专业学校、技工学校和规模较大的农业中学、职业中学、普通中小学等都须设立卫生管理机构,管理学校的卫生工作。例如,普通高等学校设校医院或者卫生科,负责师生的卫生保健工作;普通中小学设卫生室,按 600:1 的比例为学生配备专职卫生技术人员;中等专业技术学校或职业中学配备专职卫生技术人员,开展学校卫生工作。学校卫生工作的主要任务是:监测学生健康状况;对学生进行健康教育,培养学生良好的卫生习惯;改善学校卫生环境和教学卫生条件;加强对传染病、学生常见病的预防和治疗。

这些学校的卫生机构能够提供事业编制、良好的工作环境和不错的薪酬待遇,也成为护理学专业毕业生热衷的就业领域。

#### ✤✤ 各类医养结合机构

随着我国人口老龄化进程加快,医疗卫生需求和养老服务供给不足矛盾日益严峻,鉴于此,国家大力推进"医养结合"养老服务模式。

医养结合机构是指兼具医疗卫生资质和养老服务能力的医疗机构或养老机构,主要为入住机构的老年人提供生活照护、医疗、护理、康复、安宁疗护、心理精神支持等服务(图 14)。这类机构形式多样,有养老机构内部新建医疗机构或配套建立综合医院,由专业医疗团队运营,

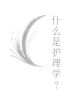

以养老为主,医疗为辅;有规模较大的医疗机构内部新建
小型养老机构或康复机构,以医疗为主,养老康复为辅;
有新建的医养结合机构或医院转型为养老机构或护理
院,强调医养并重发展;有社区卫生服务机构为主体托管
的老年日间照料中心,鼓励社区养老。此外,还有一些由
企业投资的大型"医康养一体"形式的机构,如绿地国际
康养城、太平梧桐人家养老社区等,经营模式有公营、民
营、公建民营等多种。

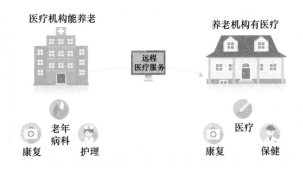

图 14　医养结合机构示意图

国家和各级政府对这类医养结合机构的质量建设十
分重视,先后出台了一系列政策措施,其中,对护理人
员配置的数量和质量做出了明确规定,例如,护理院每床至
少配备 0.8 名护理人员,每 10 张床或每病区至少配备 1
名具有主管护师以上资质的护士。每病区设护士长 1

名;护理中心每床至少配备0.6名专职护理人员,至少配备1名主管护师及以上资质的护士,床位达到或超过30张的,至少应配备2名具有主管护师及以上资质的护士等。这些规定促使医养结合机构对护士队伍建设的需求迫切。

医养结合已融入国家战略,发展前景确定向好,因此,这类机构发展很快,截至2020年底,全国共有国家许可备案的医养结合机构5 857家,床位数达到158.5万张,未来15年内我国还将建设更多的医养结合服务机构。这些机构将提供大量的护理岗位,并成为护理学专业毕业生热门的就业领域。

### ❖❖ 相关就业领域和升学

除了以上几大主要就业领域外,护理学专业毕业生还受到其他需要护理学专业背景的行业领域,例如,医药公司、医疗设备公司、卫生行业杂志编辑部、出版社等相关单位的欢迎。另外,不少学业优秀的本科毕业生会选择报考研究生,继续深造。护理学专业课程设置较为综合宽泛,给毕业生带来了选择考研专业方向的优势。毕业生除了可以报考护理学专业外,还可以根据自己的兴趣选择其他相关专业,如医学门类中的公共卫生学、预防

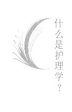

医学、基础医学等，也可以根据实力和喜好选择相关学科、交叉学科，如教育学、心理学、管理学等。

✣✣ **国外就业途径**

随着国际医疗市场"护士荒"现象日益突出，未来10年，美国、英国、加拿大、新西兰、新加坡、日本及其他国家将急需大量护理人才，国际人力资源公司已经把目光瞄准中国。世界性的护理人才资源的短缺，给我国护理人员创造了更多迈出国门、进入国际市场就业的机会。不同国家对护士的资质有不同要求，以美国为例，可关注以下考试。

（1）美国全国联合委员会注册护士执照考试

在美国任何一个州或特区合法从事注册护士（Registered Nurse，RN）工作之前，必须取得该州或特区的注册护士执照（RN License）。为了统一全美护士水平，也为了避免各州分别举办不同的执照考试，以及不同州之间换发执照的困扰，美国各州及特区护士局共同组织成立"全国护士局联合委员会"（National Council of State Board of Nursing，NCSBN），从1987年起，统一举办"全国联合委员会注册护士执照考试"（National Council Licensure Examination for Registered Nurses，NCLEX-

RN）。申请者要获得注册护士执照必须首先向该州或特区护士局申请执照考试资格，经审核批准后，再向 NCSBN 报名参加 NCLEX-RN。通过考试后，才能拿到该州或特区颁发的注册护士执照。

自 2005 年开始，NCSBN 在中国香港特别行政区、英国伦敦和韩国首尔新开设了 3 个美国以外的 NCLEX-RN 考试中心，中国考生不必出国即可参加 NCLEX-RN 考试。

（2）国际护士执业水平考试

国际护士执业水平考试（International Standards for Professional Nurses，ISPN）属于美国外国护理院校毕业生国际委员会（Commission on Graduates from Foreign Nursing Schools，CGFNS）资格考试，是 CGFNS 认证项目（Certificate Program，CP）和美国移民局签证审核项目的重要组成部分。

ISPN 是衡量护士专业知识和技能的一把国际性标尺，考试合格，不仅代表考生掌握了国际护理知识、达到了国际护理水平，而且表示其通过了 CGFNS 证书项目护理资格考试和签证筛查项目要求的护理知识水平认证。

ISPN 于 2008 年被引入我国，旨在为国内护理学专

走进护理学

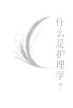

业人员和高端医疗机构引入先进的国际性护理人才提供测评标准和工具。同时，让国内护理院校和教育工作者更多地了解目前国际护理教育体系、理论和方法，进一步提升国内护理教育和实践水平，使中国护理真正实现与国际接轨。

ISPN 考试成绩终身有效，通过考试后即可获得由 CGFNS 颁发的 ISPN 证书。因此，ISPN 考试更适合具有长远规划的中国护理行业从业者。

### ➡➡ 护理学专业的就业岗位

护理学专业学生由于所接受护理教育的层次不同、培养目标不同、课程设置的重点方向不同，毕业后可以根据自己所学在不同的护理工作岗位上大显身手。

### ✦✦ 院校教师

院校教师在医科院校或普通院校的护理院系从事护理相关课程的教学、科研及教学管理工作。这类工作的要求比较高，不仅需要教学的能力，还需要较强的科研能力，因此，目前几乎所有高等院校招收护理学专业教师的学历起点是博士，高职或中职院校虽然尚能接受硕士毕业生，但也希望应聘者是知名院校的毕业生，并日益倾向于招收博士毕业生入职。因此，若你憧憬当一名教师，要做好院校和学历层次的选择。

✣✣ 各种类型的护士

高等院校护理学是一种专业教育，高职和中职院校护理学则是一种职业教育，因此，绝大多数护理学专业毕业生会成为不同类型的护士，就职于不同的医疗机构的护理工作岗位。

（1）临床护士

由于医院工作的稳定性和较好的薪酬待遇与发展前景，多数护理学专业本科毕业生都会选择到医院从事临床护理工作。他们通常会被分配到医院各临床科室，如消化科、呼吸科、心血管科、骨科、脑外科、血液科、普通外科、手术室、急诊科等，开展各种疾病的诊疗护理工作。

近年来，由于临床科学研究的发展，医院迫切需要高学历护理人才，越来越多的护理学专业硕士研究生也会选择医院临床护士岗位。目前，很多医院依据临床护理服务能力和专业技术水平，结合工作年限、职称和学历等，对护士进行分层管理和使用。其中，大多数医院护士的分层按临床护理和护理管理两个类别划分，每个类别一般有 N0～N4 五个等级，临床护理方向的 N0～N4 分

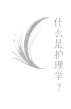

级依次是临床护士、责任护士、护理组长、专科护士和临床护理专家（高级专科护士）；护理管理方向的 N0～N4 分级依次是临床护士、责任护士、护理组长、病区护士长和科护士长。不同层级的护士有不同的职责范围和奖励待遇。

（2）社区护士

社区护士是基本卫生服务的中坚力量，以公共卫生和预防保健为工作重点。目前，在很多城市，社区护士与家庭医生、公卫医师组成团队，与社区居民签约提供服务，定向进行健康管理，引导常见病、慢性病、多发病的患者首先到基层医疗卫生机构就诊，发挥基层医疗卫生机构的守门员作用，对医院转回的慢性病和康复期患者进行管理和指导，推动双向转诊和急慢分治，在建立更优质的卫生保健体系，确保人们获得更便捷和更好的健康保健服务中发挥关键性作用。

社区护士还是居家照护的主力军，利用自身的医学知识和护理技能为患者提供专业的治疗以及心理、生活等多方面的指导。目前，居家护理服务已成为一种新型的护理模式，正在社区推广。有不少高职和本科院校护理学专业设有社区护理人才的培养和研究方向，有意向在这个领域发展的学生在求学期间就应加以关注和选择，做好知识和技术的储备。

（3）麻醉护士

麻醉护士是一个新发展起来的护理工作岗位类型。麻醉护士主要在医院手术室麻醉科工作，承担麻醉器械、物品、药品管理，麻醉前准备，术前术后访视，麻醉的操作配合，术中监护，麻醉意外处理，术后复苏和术后镇痛等工作。目前，有少数学校设有麻醉护士方向的高职、本科和研究生层次的人才培养计划。由于麻醉护士专业性很强，国外大多将麻醉护士设置为高级护理实践范畴，需要具备研究生教育经历，通过麻醉专业的高级实践护士认证考核，并具备数百小时的麻醉护理工作时间，方可获得麻醉护理师的资格证书。国内护理界正在进行这方面的研究论证，进一步明确麻醉护士的资格要求、工作职责和待遇薪酬。

（4）康复护士

现代神经生理学、行为医学、生物医学工程学的进步，推动了康复医学的迅速发展，康复护理的定位更加清晰，康复护理的内容也更加明确，因此，产生了对康复护士人才的需要。但康复护理教育起步较晚，目前，设置康

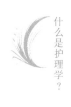
复护理方向人才培养计划的院校还不多。康复护士大多在专门的康复医院、康复机构、医养结合机构或医院康复科工作，主要服务于残疾、慢性病和疾病恢复期患者，以及有机体功能障碍的老年患者。其工作职责包括运用康复护理技术和设备对患者进行康复功能评估、康复训练和护理，开展康复护理技术与设备的研究，教授患者使用康复设备，掌握康复训练方法，形成主动康复的意识，促进功能性康复和心理康复。同麻醉护士一样，社会对康复护士的专业能力要求也较高，从业人员若要获得高级康复护理师执业资格，也需要在具备研究生学历和一定的康复工作经验的基础上，通过专项的资格考试。

（5）科研护士

近年来，医院的临床科学研究发展很快，不少医院或科研团队专门设置科研护士岗位，通过直接招聘或竞聘上岗，开展临床医疗和护理科研、临床药物研究等。科研护士有专职和兼职之分，工作职责包括科研咨询与指导、科研项目管理、科研培训等，通常设有考核指标，包括科研论文发表数量、课题申报数及科研指导量等。一般科研护士学历以硕士为起点，要求受过基本的科研训练。因此，对临床护理科研感兴趣的学生，入学时就要做好自己的学习和考研计划。

❖❖ 助产士

助产士主要在各级综合性医院和专科医院、各级各类妇幼保健机构工作。主要服务于孕产妇这一特殊群体,承担产前咨询、观察产程进展和变化、接生、处理母婴分娩过程中的健康问题,保护母婴安全等分娩全程专业性护理工作,是护理学专业中的一个特殊专业群体。国外的助产领域对人才学历、能力有较高的要求,已经发展成高级专科/实践护士,普遍拥有处方权和执业资格。我国助产专业起步晚,但发展速度较快,目前,全国已经有数十家医学院校和高职院校开设助产方向的专科、本科和研究生教育,有些学校还以订单委托培养的形式与用人单位签订合约,订单委托培养形式解除了毕业生就业压力并保证学有所用。"三孩"政策的放开,会加快推进助产专业化发展,拓展助产护士执业范围,因此,希望未来的职业生涯中每天享受新生命诞生的喜悦的学子们,入学时就要做好自己的专业方向选择。

▶▶ **万里可期:专业的发展与升华**

健康所系,性命相托。自带神圣光环的医学专业,自

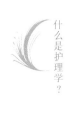

然有其对从业者的基本要求。要不负那顶圣洁的燕尾帽，就要从走出学校大门的那一刻起，持续不断地努力。

➡➡ 护理职业的入门

"快毕业了，我是不是马上就能够当护士啦？"

"No，no，至少还差一个资格考试……"

在护理学专业发展的道路上，首先必须通过的是一场全国性考试，它决定着护理学专业毕业生是否有资格从事护理工作，这就是护士执业资格考试。这也说明从事护理学专业工作不仅仅需要接受专业的教育，还必须获得国家认可的护士执业资格。

✤✤ 护士执业资格考试

护士执业资格考试是评价申请护士执业资格者是否具备执业所必需的护理学专业知识与工作能力的考试，是护理行业的准入资格考试，也作为单位聘任相应技术职务的必要依据。护士执业资格考试于 1994 年开始正式实行，目前由国家卫生健康委员会和人力资源社会保障部成立的全国护士执业资格考试委员会组织实施。每年举行一次考试，一般安排在 5 月份，实行国家统一考试制度，考试包括专业实务和实践能力两个科目。大部分地区采用"人机对话"考试方式进行，一次性通过两个科目方为考试成绩合格。

根据《护士执业资格考试办法》规定，在中等职业学校、高等学校完成国家教育主管部门和卫生主管部门规定的普通全日制3年以上的护理学专业课程学习，包括在教学、综合医院完成8个月以上护理临床实习，并取得相应学历证书者，可以申请参加护士执业资格考试。考试成绩合格后，取得考试成绩合格证明和护理初级（士）专业技术资格证书（护士资格证书），作为申请护士执业注册的有效证明。

❖❖ **护士执业注册制度**

护士执业资格考试合格者还需要进行执业注册，获得执业证书。

从2008年5月12日起，国家开始施行护士执业注册管理。依照法律，护士经执业注册取得护士执业证书后，才可以按照注册的执业地点从事护理工作，否则，不得从事诊疗技术规范规定的护理活动。国家卫健委负责全国护士执业注册监督管理工作。为了做好科学管理，卫健委建立了护士管理信息系统，实行护士电子化注册管理。

通过护士执业资格考试者可凭身份证、国家承认的

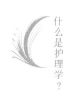

护理学专业学历证明、护士考试成绩合格证明及专业技术资格证（护士资格证书）、医疗机构拟聘用在护士岗位工作的证明向当地的卫生健康主管部门提出申请执业注册，审核通过，颁发卫健委统一印制的护士执业证书，至此，就成为一个合法的护理工作者了。

### ➡➡ 护理学专业的发展

"我拿到护士执业资格证书，成了名副其实的护士啦！"

"那，接下来呢？"

成为一名合法合规的护理工作者，仅仅是护理学专业发展的开端，很多对护理工作感兴趣的朋友一定想更清楚地了解，进入护理职场后还可能有哪些成长与发展。

#### ❖❖ 学历的发展

就业后，护理人员在执业过程中可以根据自己的需求，逐步提升学历。目前，有两种提升学历的方式：一是征得聘用单位的同意，报考高校全脱产的正规教育实现学历层次的提升，完成学业后再回到原单位继续工作；二是通过半脱产或在职参加开放大学、网络教育、自学考试、函授教育、院校在职学历教育等多种形式实现学历层次的提升。

### ✤✤ 专业技术职称的发展

专业技术职称通常指专业技术人员的专业技术水平、能力以及成就的等级称号。同医学其他学科一样,护理人员也有不同的专业技术职称等级。护理人员在不同的工作领域其专业技术职称有所不同。例如,临床、社区护理领域的专业技术职称发展层次从低到高依次为:初级——护士、护师;中级——主管护师;高级——副主任护师、主任护师。在护理教育领域中,中等专业学校的专业技术职称发展层次从低到高依次为:初级——助理讲师;中级——讲师;高级——高级讲师。高等院校的专业技术职称发展层次从低到高依次为:初级——助教;中级——讲师;高级——副教授、教授。

一般而言,除了政治思想素质、职业精神道德、身心素质等共性要求外,社区和临床护理岗位,初中级职称的晋升与学历层次和执业年限明显相关,如具备大学本科以上学历或学位的护士,从事护士执业活动满一年,就可直接参与护师职称选评,而大专学历的护士,须护士执业活动满3年;中专学历的护士则须护士执业活动满5年,还要参加护师资格考试。由中级职称晋升到高级职称,除非个别业绩突出者,则一般须获中级职称满5年,还有对专业知识和能力水平的较高要求,须通过高级职称晋

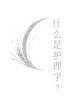

升考试和相关机构组织的专家评审。在护理教育领域教学和科研岗位上工作的人员,则各等级的职称晋升均较严格,通常各级院校都有自定的职称晋升条件和标准,以及评审考核流程,在满足基本工作年限和晋升条件的前提下择优聘任。主要专业水平的考量指标是反映教学能力的教学工作量和教学质量效果指标、反映科研能力的科研课题和科研成果指标等。

❖❖ **专业职务的发展**

职务指人们在某一职位上所应完成的工作任务和所应具备的任职资格。随着护理人员在专业实践活动中不断积累丰富的经验,专业能力和综合能力越来越强,依据其工作性质和岗位的不同,可有不同的专业职务发展方向。从护理管理岗位的路径发展,其职务发展层次从低到高依次为:护士长、科护士长、护理部副主任、护理部主任等;从护理技术岗位的路径发展,其职务发展层次从低到高依次为:护士、专科护士、高级专科护士等。

➡➡ **护理学专业的升华**

走进护理学实践领域后,你会发现,今天的护士执业已经发生了很多变化。

"王先生,您今天要开始化疗了,一会儿我们的护理专家来给您插管噢。"

"护士也有专家啊,了不起!"

高级专科护士,在国外被称为高级实践护士(APN),是指在某一特殊或者专门的护理领域拥有深厚的知识和技能,具有临床决策能力,能够进行复杂性、扩展性和创造性护理以及在工作中具有强烈探究精神的专家型护士。

高级专科护士起源于美国。1900 年,美国《护理》杂志发表了一篇题为 *Specialties in Nursing* 的论文,首次提出了"专科护理"的概念。20 世纪 50 年代,美国专科护士的培养扩展到临床许多专科,并逐渐定位于硕士以上研究生教育,涵盖了 ICU 护理、急救护理、糖尿病护理、造口护理、癌症护理等各专科领域,目前已成为护理研究生教育项目的主体。目的是为临床培养高质量的专科护士,提高临床护理实践水平。20 世纪 90 年代,美国护士协会成立美国护士资格认证中心(American Nurse Credentialing Center,ANCC),为高级专科护士提供官方认证与管理。近年来,英国、加拿大、澳大利亚的专科护士

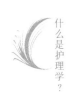
也得到了迅速发展，发展专科护士队伍已成为国际护理界的主流趋势。

我国在 2001 年引入了专科护士的理念，随着专科护理实践的发展，其重要性日益突显。国家卫生主管部门在护理事业发展规划中，明确提出要开展专科护士培养，建立完善专科护士管理制度，提高专科护理服务能力。2007 年，原卫生部颁布《专科护理领域护士培训大纲》，将急诊、器官移植、手术室、肿瘤、重症监护 5 个临床护理技术性较强的科目列为"核心专科"。随后，全国各地医院相继开展血液透析、精神病、母婴护理、糖尿病、伤口、造口等领域的多个护理专科，以开设专科门诊、上门随访、电话随访等多种形式，对接群众多层次、差异化的健康需求。

当前，我国的专科护理进入了快速发展期，大量高素质的专科护理人才在实践中不断拓展护理服务领域，催生了一些新型护理就业岗位，未来他们将在医疗机构、社区保健、家庭护理等方面发挥重要作用。以下介绍三种新型护理工作岗位。

（1）个案管理师

个案管理是集评估、计划、执行、照护协调、监督和评价于一体的医疗服务合作过程,通过沟通、协调,与团队合作,共同解决问题,不断满足患者的健康需求。个案管理师不同于专科护士,是护士职业深度发展的多元复合型人才。一般来说,个案管理师是接受过"个案管理训练"的护理人员,负责与医师、医疗小组及病人协调沟通,制订出特定疾病治疗计划与目标,并确保病人在住院期间的检查、治疗等能如期实施,在预定期间内实现期望的目标。为高花费及高变异性病患群体提供整体性、持续性、协调性照护,包括标准化资源应用、持续性照护计划和不断监测,以达到预期的结果。个案管理师培养及个案管理体系在国外已较完善,取得良好效果。国内很多单位也在尝试和探索,但除我国台湾地区外尚未发展出完整的体系。

### (2)健康管理师(健康教练)

健康管理师又称健康教练,是指服务于个体和群体,从营养和心理两方面进行健康的检测、分析、评估以及健康咨询、指导和危险因素干预等工作的专业人员。健康管理师一般由具有 5 年以上的工作经验并已取得健康管理师证书的护理人员担任。2005 年,国家人力资源和社会保障部将健康管理师确定为一门新职业,在我国得到迅速发展,尤其在慢性疾病的防治中发挥着重要作用。

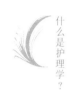

国家卫健委脑卒中防治工程委员会于 2017 年启动脑心健康管理师培训项目,同时衍生出卒中健康管理门诊,但目前该体系还不健全,有待在进一步的研究和论证中完善和发展。

（3）开业护士

开业护士的职责类似全科医生,由具有丰富临床经验,能够独立进行诊断、治疗和疾病管理的护理学专业人员担任。在国外,开业护士的专业领域已发展至老年护理、肿瘤护理、妇产护理、儿童护理、全科等众多领域。不同专业的开业护士在一定范围内有处方权,能独立或经医生评估后开处方。社区卫生服务中心是开业护士提供医疗服务的首选执业地点,可弥补初级卫生保健领域全科医生的不足。在我国安徽省和台湾地区,已有具备部分处方权的开业护士,但尚未在全国普及。

❖❖ 护士也能出门诊

"李护士,有 14 个患者预约了你周四下午的门诊呢!"

"好的,我会安排好的。"

以前,出门诊只是医生的职权,而今情况已经大不相同,很多医院门诊部均设有各种专科类型的护理门诊,为病患提供更精准的护理服务。

护理门诊实质上是一种高级护理实践模式,是指由具有深厚的专业领域知识、丰富的专科工作经验和精湛的专业技能,并经过专科培训的护士承担的门诊诊疗服务。护士出门诊完全是出于医疗服务对象不断增加、服务需求日益多样的社会需要,也是提高医疗效率的有效措施,比如,慢性病患者的康复咨询、化疗静脉置管的维护、伤口换药等会占用医生大量门诊工作时间,交由护理门诊的专家来做,医生就可以腾出时间接诊更多患者。

目前,护理门诊发展迅速,国内许多三级甲等综合性医院相继开设了各种专科护理门诊。2016 年,一项大规模的全国性抽样调查结果显示,来自 19 个省、自治区、直辖市的 581 家三级医院中有 330 家已开设护理专科门诊共计 926 个,平均每家医院近 3 个。其中,641 个护理门诊由护士独立出诊,占全部门诊的 69.2%;570 个门诊的出诊护士为兼职,占 61.6%;共有 2 701 名护士在护理专科门诊工作,其中,本科及以上学历的护士 2 193 名,占 81.2%;高级职称的护士 620 名,占 23.0%。在中医护理门诊领域,2019 年的一项全国性调查显示,971 家医疗机构中有 207 家开设了中医护理门诊,占比 21.3%。可见,医院开设护理门诊已成为一个发展趋势。

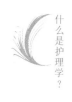

当前,我国的护理门诊主要有两种。一种是护理咨询/专家门诊,护理服务内容包括老年病护理、慢性病管理、妇幼保健等,如流产后关爱门诊、骨科疾病护理门诊、慢性肾脏疾病护理门诊、营养护理门诊、辅助生殖护理门诊等;一种是专科护理门诊,涉及多个专科。护理服务内容定位更加明确,是以专业的知识和技能为患者提供特殊的专科护理,例如,造口护理门诊、PICC(经外周静脉穿刺中心静脉置管)护理门诊、腹膜透析护理门诊、糖尿病足护理门诊等。调查显示,开设数量排名前5位的护理门诊分别是PICC护理门诊,伤口/造口/失禁护理门诊,糖尿病健康教育门诊,围产期保健护理门诊和腹膜透析护理门诊。

实践表明,护理门诊的开设缩短了患者住院时间,降低了住院费用,能够为患者提供专业性、延续性、便捷性的健康服务,受到广大患者的欢迎,且充分发挥专科护士作用,推动护理学专业化发展。

### ❖❖ 护士也能开处方

"赵先生,您按照我处方上的要求,拿药、换药就可以了。"

"好的,谢谢您! 张护士。"

处方权是指医疗专业人员可以合法开具处方(药物或治疗方案)的权力。由于医生短缺,1971年,美国爱达荷州为解决这一问题,赋予护士部分处方权,开启了护士处方权的先河,之后越来越多的国家开始赋予护士处方权。2021年,在国际护士大会上,国际护士会发布了全球首部《护士处方权指南》,并发出护士处方权全球行动倡议。由此可见,赋予护士处方权已成为全球发展的趋势。

(1)护士处方权在国外发展的情况

目前,在已实施护士处方权的国家和地区中,对护士处方权的规定有所差异。但基本规定了只有拥有高级护理实践资格的护士才拥有处方权,如美国赋予临床护理专家、高级助产护士、高级麻醉护士、高级个案管理护士及开业护士等高级实践护士以处方权,且对于开具的处方药物(除控制性药物外)均无限制。英国普通护士只需向国家级权威机构提出处方权申请,通过统一认证后,便可获得处方权。具有处方权的护士可在国民卫生服务信托机构预先制定的护士处方一览表中选择药物。随着英国护士处方权的日益完善,护士处方一览表中处方药物的数目也逐渐增多。

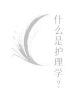

（2）护士处方权在我国发展的情况

随着我国护理高等教育的发展和专科护士培训认证制度的逐步确立，高学历、高年资的专科护士队伍逐步形成，一些地方开展了对护士处方权的探索性实践。

2017年，安徽省卫健委颁布了《盘活优质护理资源，做实城市医联体试点工作方案（试行）》，明确赋予符合特定条件的执业护士在高血压、糖尿病以及伤口换药等一定范围内的处方权，拉开了我国护士处方权实践探索的序幕。护士处方权的试点工作主要以老、幼、孕三类人群和高血压、糖尿病、精神病、脑卒中四类疾病的诊疗康复为切入点，确立"高年资护士"这一护士处方权主体的准入门槛及补充处方这一表现形式。

2018年，山西医科大学护理学院、山西医科大学第一医院、山西省护理学会共同发布《新时代护士处方权内容专家共识》；2021年，又发布了《新时代我国高级实践护士药物处方范围专家共识（续）》，对护士具有处方权的资质、护士处方的类别、护士处方权药物品种和硕士研究生护士药物处方培训课程内容等提出了明确具体的建议，这有助于护士处方权在我国的实施和推广。2022年6月，深圳市第七届人大常委会第十次会议表决通过了《深圳经济特区医疗条例》修订稿,深圳在全国率先为专科护士赋予"处方权",专科护士可以开具检查、治疗、外用药的处方。该条例将于 2023 年 1 月 1 日起施行。护士开处方,未来可期!

❖❖ **护理越来越智慧**

"哟,小王护士,你真专业,我还没打铃,你就知道来换药水了,真厉害!"

"因为,我变聪明啦!"

智慧护理,是现代护理学在护理理念和护理实践上的新发展,集成临床护理、护理管理、智慧医疗、延续护理等护理相关领域工作,以场景、区域等为中心,借助多种信息技术,如云计算、物联网、人工智能、大数据等,建立而成的具有标准化、智能化、平台化特色的护理系统。

我国的智慧护理研究尚处于初级应用阶段。主要集中在智慧护理信息系统、辅助护理工具和可穿戴设备等三个方面。

(1)智慧护理信息系统

①**智慧病房**　通俗地说,就是将病房医疗信息系统加以整合,配合物联网的通信功能,让医护人员不用随时

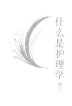

在病患身边,就能掌握病患的即时病情变化信息,提供实时服务。还能进一步与智能医院其他系统(如电子病历)相结合,进而提高医护工作效率,改善患者就医体验,提升医疗服务质量。智能病房系统的主要构成包括:智能电子床头卡系统、智能监控系统、病区智能药品管理系统、设备动态物联管理系统等。

②**智慧居家养老平台** 是以老龄人核心需求为出发点,借助智能设备,组成智慧家庭核心看护者,对数据进行分析管理,实行风险有效控制与预警;同时协调各种养老服务资源,为居家老人提供家庭病床管理、生活照料、远程实时监护、远程专家问诊等,实现养老服务的居家化、智能化、人性化。智慧居家养老平台主要包括:安全系统,包括门禁、定位、监控、传感系统等,监控老人日常活动,早期发现跌倒、病情恶化等安全事件,提供急救预警服务;照料系统,如远程照料咨询管理、服务机器人等,通过识别老人居家活动行为轨迹的危险性,给予报警、辅助和支持;保健系统,如电子健康记录、重要生命体征监测、远程医疗等,方便护理者与健康机构沟通;心理慰藉系统,包括智能电话、陪伴机器人等,用于解决老人孤独感、低幸福感等心理问题。

（2）辅助护理工具

辅助护理工具包括基于物联网传感和无线通信技术开发的智能输液系统、智能床位监测系统、患者体温监护系统，便携式移动式护理信息设备、二维码或条形码识别，如移动护理站、PDA 扫描等，以智能化、动态无线监控代替人工监护、识别、处理医嘱，提升医院护理效率，确保医疗安全。通过芯片腕带＋物联网技术，将护士人工核对变为自动化核对，降低医疗风险。护士可利用手机直接完成各类记录，数据自动同步到系统，对于已采集的数据可自动生成评估单，减少多次录入，提高护士工作效率。

（3）可穿戴设备

可穿戴设备是将穿戴式技术与医疗技术相结合进行智能化设计，开发出的直接穿戴在身上的便携式医疗或健康电子设备。该设备可在软件支持下感知、记录、分析、调控、干预，甚至治疗疾病或维护健康状态。

用于健康服务的可穿戴设备主要包括健康评估类设备，如可测心率、血压的腕表等；健身运动类相关设备，如记录步数、能量消耗的计步器等；安全监护类设备，如能对位置地点或范围识别并提供报警，如智能定位手环、跌

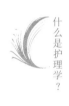

倒报警手表等。这类可穿戴式护理设备具备人机交互功能，能够随时随地实现体温、心率、呼吸、血压、血糖等数据监测，通过无线传感器将数据同步传输至医疗中心，利于智能系统自动识别和预警，方便医护人员及时分析和处理，实现现代健康管理服务模式的转化。

智慧护理形成了全闭环、可追溯质量管理，优化了护理流程，提高了护理效率，带来的不仅是一场技术变革，更是工作思维模式的变革，同时催生了信息护士队伍，信息护士成为不少在职护士职业规划中新的发展方向。

### ✤✤ 可共享的网约护士

"嘀嘀，您有新的订单"。

派单通知：5月16日上午9点，上海某小区8号305室，为患者朱小平行压疮护理。

随着互联网信息技术与卫生健康工作的深度融合，一些地区出现了"网约护士"，其实质是"互联网＋护理服务"。"互联网＋护理服务"是指医疗机构利用在本机构注册的护士，依托互联网等信息技术，以"线上申请、线下服务"的模式为主，为慢性病患者、康复期患者和终末期患者等行动不便的人群，提供慢病管理、康复护理、专项护理、健康教育、安宁疗护等护理服务。服务对象只需在互联网平台,如微信等各种App上下单,即可预约上门护理服务,在一定程度上缓解了"看病难""护理难"等问题。

据国家统计局统计,截至2017年底,我国60岁及以上人口数为2.4亿,占总人口的17.3%。患有慢性病的老年人有1.5亿,占老年人总数的65%,失能、半失能的老年人有4 000万左右。失能、高龄、空巢老人的增多,使得上门护理服务需求激增。

在上述背景下,2019年,国家卫健委发布《"互联网+护理服务"试点工作方案》,决定在北京、天津、上海、江苏、浙江、广东6省市开展"互联网+护理服务"试点。2020年底,国家卫健委又发布通知,自2021年1月1日起,将"互联网+护理服务"试点范围扩大至全国,并增加护理服务供给,将"互联网+护理服务"与家庭医生签约、家庭病床、延续性护理等服务有机结合,为群众提供个性化、差异化的护理服务。对于广大护士来说,随着国民收入提高、人口老龄化加剧,以及一系列科技、政策的推广,他们发挥自己专业能力和改善薪资待遇就有了更大的空间。

当然,任职网约护士必须具备一定的资质,须具备5年以上临床护理工作经验和护师以上技术职称。

❖❖ **不可或缺的"男丁格尔"**

"医生，怎么您来给我打吊针？护士小姐忙不过来啊？"

"哈哈，王阿姨，我是'护士先生'小陈。"

在人们的传统观念中，似乎护士这个职业是女性的"专利"。但如今，有越来越多的男士将护士纳入职业的考虑范围，而且随着现代医学的发展，护理的专科化程度越来越高，适合男护士的岗位也越来越多，男护士日渐成了国内外医疗卫生人才市场上的"香饽饽"，继而产生的连锁反应则是选择就读护理学专业的男学生也越来越多。

2018年，我国男护士总人数近8.4万，到2020年，男护士总人数已超12.5万。

由于男护士在生理特性、体能、逻辑思维、应急能力、动手能力等方面有着独特的优势，他们常常就职于急诊科、重症监护室、血液净化中心、手术室、麻醉科、影像科、理疗科、康复科、医技科、信息科、医疗设备科等重点专科和职能部门，他们出色的工作成绩和专业表现，得到越来越多患者、同行及管理者的认可，社会对男护士的需求也日益增加，目前，男护士已成为各大医疗机构招聘的"抢手货"。

此外,男护士的发展和进步也很快。有关报道称,在各级护理学术团体开展的专科护士培养与认证中,21.2%的男护士取得了专科护士资格认证。5.6%的男护士在各级学术专业委员会任职。护理学界也十分重视发挥男护士这支不可或缺的学术力量。2012年,上海护理学会成立男护士联谊会;2013年,广东省护理学会成立男护士工作委员会;2014年4月,中华护理学会成立男护士工作委员会,致力于为男护士搭建发展平台,对树立男护士群体形象、提升男护士的影响力和归属感有极大的促进作用。

唯有不断精进,才能持续成长。在今天这样一个开放、创新、多元的时代,每一个走进护理学专业领域的人,只要心存高远、脚踏实地,就会收获属于自己的一份精彩。

# 展望护理学

> 在新的科学宫里，胜利属于新型的勇敢的
> 人，他们有大胆的科学幻想，心里燃烧着探求新
> 事物的热情。
>
> ——阿·费尔斯曼

护理学从 20 世纪 80 年代恢复高等教育以来，短时间内就在全国范围建成了本科—硕士—博士—博士后的高等护理教育的完整体系，2011 年上升为医学门类的一级学科，开始被学术界认可为独立学科，并在国家卫生健康事业中发挥日益重要的作用。但和其他成熟的学科相比，护理学科还比较稚嫩，然而这正预示着护理学领域有更大的发展空间和前景，来此创业正逢其时。本章我们

从几个方面来展现和解读护理学在我国全民健康事业中的发展前景与社会价值。

## ▶▶ 为实施"健康中国"战略发挥更大作用

社会进步、人民对健康服务需求的提高与多样化需要的产生,促使护理学迅猛发展,护理在健康卫生服务中的地位日益攀升。在"健康中国"上升为国家战略的大背景下,护理服务领域已从医院向家庭、群体和社区拓展,服务内容也从临床护理向疾病预防、慢性病管理、健康促进等方面拓展,在预防、治疗、康养一体化服务方面发挥日益重要的作用。

鉴于护理学服务社会健康作用的日益突显,2018年,国家卫健委等11部委联合发布了《关于促进护理服务业改革与发展的指导意见》,明确提出要加强护士队伍建设,充分发挥护士在疾病预防、医疗护理、康复促进、健康管理等方面作用,不断提高专科护理水平,实现优质护理服务全覆盖的指导意见。在国家的大力支持下,护理队伍日益壮大和发展。到2020年底,我国注册护士的数量已接近500万,比2010年增加了150%。护士在维护和促进人民健康方面发挥着越来越重要的作用。习近平总

展望护理学

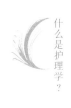

书记也多次表达了对护士群体的关心,要求各级党委和政府关心爱护广大护士,全社会都要理解和支持护士。

尽管如此,护士缺口问题仍然突出。因此,教育部、原卫生部等部委将护理学专业列入了国家紧缺人才专业,给予重点扶持,冉冉上升的护理学科期待越来越多的优秀人才的加入。

## ▶▶ 在灾害和公共突发事件中彰显学科价值

近年来,自然灾害、意外事故、突发公共卫生事件等各类非传统安全问题频发,日益成为国家安全的直接威胁,以新冠肺炎疫情为代表的公共卫生事件给我国应急救护体系和响应能力带来了巨大考验。护理人员是应对各类突发公共事件的关键人才,在应急准备、现场急救、治疗康复各个环节中都扮演着不可或缺的重要角色。

在新冠肺炎疫情防控中,广大护理人员奋不顾身,冲在疫情阻击战的第一线。国家卫健委的数据显示,截至2020年底,在4.26万名援鄂医疗队员中,护士有2.86万名,占比近70%,体现了护理人员在突发事件应对中的紧急应对能力,在疫情防控和救治过程中,也充分展现了护理为经历灾难的人们提供整体而有效的健康照护、对事件发生后人们身心伤害恢复的关怀和帮助、创设有助于康复的环境等处置环节中的专业价值,受到了国家和社会的高度认可。

未来如何基于护理人员在灾害救治全过程中承担的任务和职责,从各个层面探索科学、高效的突发公共事件的护理应对机制、干预策略及管理体系,帮助护理人员在未来更加有效地应对灾害应急救护并发挥更重要的角色功能也成为有待研究的重要课题。

## ▶▶ 高新科技赋能提升发展水平

当前,健康相关的高科技产品和新技术在护理领域的应用日益增多,护理相关的科技赋能产品研发成为助力护理的重要举措。智能家居、健康监测和养老照护等智能化终端产品的研发、升级和应用推广,使以个体为中心的优质精准护理服务成为可能;具有识别、陪护、监控等功能的助老服务机器人、康复护理机器人的研发,使机器人在综合性照护服务中发挥作用成为可能。

另外,数字科学正越来越深入护理研究领域,美国国立护理研究院(NINR)在《2016—2021 护理研究战略规划》中将"通过数字科学推进护理研究"作为促进创新的

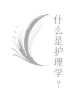

主要策略。为迎接数字时代,我国"十四五"规划明确指出将建设数字中国作为国家战略规划,持续拓展数字化应用场景,激活数据要素潜能,推进网络强国建设,以数字化转型整体驱动生产方式、生活方式和治理方式变革。

数字化健康给护理带来了新的发展机遇。智慧照护背景下,新型护理场景与护理任务不断发展,科学技术的推陈出新将带给护士数量更多、更新更快、功能更复杂的人-机任务。随着数字技术大规模渗入远程诊疗、移动健康、智能化健康穿戴设备、机器人辅助照护等健康领域,数字健康服务正日益深刻地改变人们应对健康挑战的方式。如何在 5G 时代,提升护理信息化、智慧化、移动化水平,加快提高护理人员的工作效率和质量,提高护理服务满意度和可及性,将是今后很长一段时间内医疗护理服务的中心工作。

基于上述趋势,《全国医疗卫生服务体系规划纲要(2015—2020 年)》明确提出,"借助云计算、大数据、移动互联网、物联网等信息技术的快速发展,大力推进护理信息化建设,积极探索创新优化护理流程和护理服务形式,强化移动医疗设备等护理应用信息体系,提高护理服务效率和质量,减轻护士工作负荷"。该规划为大数据在护理领域的研究应用指明了发展方向。基于大数据的智慧护理系统通过将大数据与物联网技术结合，利用便携式可穿戴设备，可实现各项健康指标的实时、动态追踪；利用大数据挖掘技术可更加精确地收集患者健康数据，建立健康管理风险预测模型，辅助支持护理决策的制定，进而提供有预见性的干预措施。

此外，随着基因学和基因组学研究的深入，以生物大数据为支撑的精准医学与精准护理将在医疗卫生系统及人类健康促进中发挥更重要的作用。专家学者呼吁将基因组学应用于护理研究，通过对复杂症状或症状群进行基因研究，确定生物标志物与疾病症状或症状群的关系，开展精准评估，制定精准决策，实施精准干预，提供精准护理，优化健康结局。

综上，大数据结合人工智能、物联网技术、基因组学，辅助支持决策，实施精准护理，是当前临床护理领域的协同创新大趋势。

## ▶▶ 全方位健康服务拓展实践领域

"健康中国"战略重视将健康融入所有政策，以实现全方位、全周期维护和保障人民健康的目标。在此目标下，现代的护理服务关注的对象是处于人类生命周期中

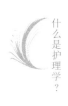

的所有人,起始于母婴的健康照护,终止于临终安宁疗护。在全生命周期照护中,贯穿了健康促进、生活方式管理、预防伤病、疾病照护、症状管理、功能康复等一体的全方位照护;从时间体系来说,既有慢病管理等典型的长期护理,又有急病救护、安宁疗护和丧亲关怀等短期照料。

在此背景下,护理学随着大健康理念的变化也呈现出内涵式发展与外延式发展并进的趋势。美国国立护理研究院在《2022—2026护理研究战略规划》的制定过程中强调重视疾病预防和健康促进,发展"以人为本"的多机构协作照护模式。英国国立健康研究院则重点资助了健康科技评估、整合性研究和项目、健康与社会照护等研究领域,同样体现了对多学科融合的照护服务的重视。

另外,随着全球健康目标的不断推进,人类对健康的需求也在不断增加,对护理的需求,包括护理人员数量、高质量护理服务、多元化护理服务等也呈现急速增长的趋势,为护理学科带来了众多的发展机遇及广阔的发展空间。这不仅对护理提出了更高的要求,而且为护理学科的发展带来了机遇。以慢性病为例,全球慢性非传染性疾病死亡占全部死亡原因的比例从2000年的60.8%提高到2019年的73.6%,而我国则高达87.0%。护士在实现全民健康覆盖、精神卫生和慢性非传染性疾病防治、患者安全以及提供以人为本的综合护理等一系列健康卫生领域的全球可持续发展目标中发挥着核心作用。

WHO总干事谭德塞说"护士是任何医疗体系的支柱",国际上公认的综合性医学四大期刊之一《柳叶刀》在其发表的评论"2020年：释放护理的巨大潜力"中呼吁各国政府和全球卫生系统为护士和助产士提供更多的资源和支持，充分发挥护理的专业价值，释放其巨大潜能。我国注册护士占全球注册护士总数的16.88％，已超越美国，成为全球护士队伍的重要组成部分，因此，也必将在全球公共卫生与健康事业中彰显学科的专业价值。

## ▶▶ 推进健康老龄化，拓展专业功能

我国是世界上老年人口规模最大的国家，也是世界上老龄化速度最快的国家之一。第七次全国人口普查结果显示，2020年我国60岁及以上和65岁及以上人口分别为2.64亿和1.91亿，分别占总人口的18.70％和13.50％。预计到2050年我国老年人口将占总人口的1/3，达到4.87亿（图15）。习近平总书记指出："有效应对我国人口老龄化，事关国家发展全局，事关亿万百姓福

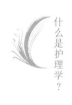

祉"。党的十九届五中全会也把积极应对人口老龄化确定为国家战略。当下我国老龄化具有基数大、发展快、高龄化伴家庭结构小型化等特点，给个人、家庭、社会带来一系列照护压力。这种照护压力及其给社会带来的众多影响日益突显，并将在今后较长一段时期内持续存在。

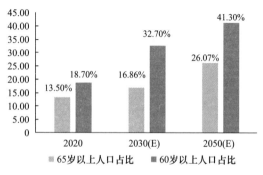

图15　中国老龄人口占比

护理贯穿老年人主动健康和疾病预防、住院治疗期护理、康复期护理、居家和社区延续性护理、安宁疗护全过程，更是长期照护护理的核心组成部分，而当下临床老年疾病诊疗中发现，老年人的健康问题中，心理问题更甚于身体问题，诸如孤独、无意义、厌世等情绪，形成身心交互影响的恶性循环。护理学科特色使护理可以融入文护理和心理护理于老年护理全程，发挥整体、综合疗愈优势。

国际社会经验和共识都表明，护理学科为老年主动健康和长期照护领域提供解决之道，是健康老龄化的重要组成部分。WHO《2020—2030 年健康老龄化行动十年》的四大行动领域中有两个为护理领域。同时，该行动强调："在 21 世纪，每个国家都需要一个长期照护系统。""确保为内在能力处于不同阶段的老年人提供连续的护理，包括促进和预防、治疗、康复、姑息疗法和临终关怀以及专科护理和长期护理。"当前国际老年护理领域，开展多学科创新研究、健康轨迹全程照护日益受到重视，然而，如何精准评估老年人个性化动态养老护理需求，为未病先防的老年人提供养生保健，为欲病救萌的老年人实施防病管理，为既病防变的老年人因病调理，为愈后防复的老年人开展康复管理是有待探索和解决的问题。因此，老年护理领域近年来发展的重点是以整合照护理论为基础，构建医院—社区—家庭无缝隙连续护理模式，创建跨学科、跨机构、跨行业老年护理科研创新平台，形成老年护理学科相关产业和技术标准与指南，为国家政策提供有力支撑，破解社会养老难题。

### ▶▶ 发展专科护理，提升职业期望

进一步拓宽专科护士的工作领域和提升专业发展深度，重新进行相关专业岗位的定位，更好地满足国家、社会发展对护理学科的需求已成为护理学专业发展的必然需求。

高级专科护士主要职责包括：负责复杂疑难病患者的直接护理；承担院内外专科护理会诊；参与多学科团队的疑难病例讨论；根据需求开设专科护理门诊；为全院提供专科继续教育与培训；制定和实施专科护理质量控制标准；开展临床护理科研与技术创新；为护理专科化发展提供专业意见和建议，使专科持续发展。他们的实践水平、专业广度和深度均高于一般注册护士，可以对专科或交叉领域的知识做出评判性认识，有责任、有能力在复杂临床环境中发展或变革护理实践(图16)。

护理硕士专业学位研究生教育，为专科护理发展提供了人才储备。护理学专业硕士研究生未来将成为临床专科护理发展的主要建设者。与此同时，我国各级医院、各大专科护士的培养和认证，也使得专科护士队伍逐渐壮大。目前，已涉及近20个护理实践领域，大大拓宽了

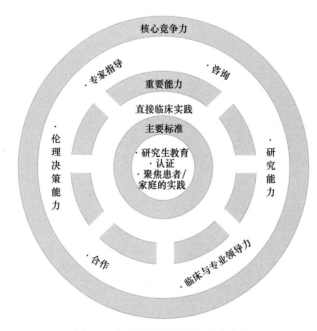

图 16　高级专科护士的核心竞争力

护理实践内容,护理学专业化发展成效显著,使专科护士成为许多有创新思维、有真才实学的护理人实现自我价值的可及目标。

## ▶▶ 新医科建设造就高水平人才

近年来,由于社会对护理学需求度的大幅提高,我国

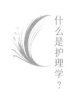

护理高层次学术人才求大于供的矛盾极其突出，护理学博士一人难求的现象非常普遍，人才储备严重不足。2016—2020年的五年中，全国共培养护理学专业博士毕业生544人，年均108.8人，远远不能满足社会对高层次护理人才的需求。加快高层次人才培养成为护理学科发展的重要举措。

2018年，教育部《关于加快建设高水平本科教育全面提高人才培养能力的意见》强调和倡导"四新"，即新医科、新工科、新农科和新文科建设，要求立足全人群和全生命周期，培养能够适应以人工智能、大数据为代表的新一轮科技革命和产业革命，能够运用交叉学科知识解决医学领域前沿问题的高层次医学创新人才（图17）。位于医学门类下的护理学科急需通过多学科交叉、医工跨界融合，丰富护理学科知识和技术体系，培养出能够适应以人工智能等为代表的新技术和以合成生物学等为代表的生命科学变革，能够运用交叉学科知识解决未来护理学领域前沿问题的高层次、复合型护理创新人才。

各高等院校护理学专业将进一步扩大招生规模，探索推进大数据、人工智能、虚拟现实等信息技术与护理教育、护理科研的充分融合，搭建跨领域多学科优质教学资源和科研资源共享的产学研合作培养平台，为护理学科

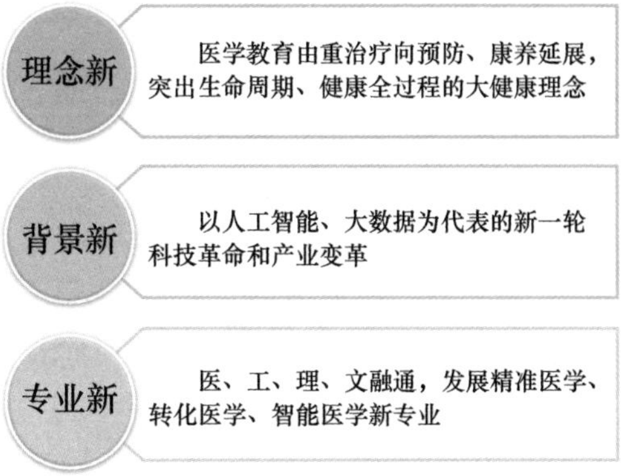

| 理念新 | 医学教育由重治疗向预防、康养延展，突出生命周期、健康全过程的大健康理念 |
| 背景新 | 以人工智能、大数据为代表的新一轮科技革命和产业变革 |
| 专业新 | 医、工、理、文融通，发展精准医学、转化医学、智能医学新专业 |

图17　新医科新在哪儿

创新高层次人才队伍的培养和使用注入源源不断的活水和持久的动力。

# 参考文献

[1] 于海生.谁把护士变成了天使——南丁格尔伟大的一生[M].长春:吉林摄影出版社,2003.

[2] 甄橙.医学与护理学发展史[M].北京:北京大学医学出版社,2008.

[3] 姜安丽,钱晓路.新编护理学基础[M].3版.北京:人民卫生出版社,2018.

[4] 何国平,赵秋利.社区护理理论与实践[M].北京:人民卫生出版社,2012.

[5] 姜安丽,段志光.护理教育学[M].4版.北京:人民卫生出版社,2017.

[6] 麦可思研究院.就业蓝皮书:2021年中国本科生就业报告[M].北京:社会文献出版社,2021.

[7] 张艳.护理学学科体系构建与发展策略[M].北京：
人民卫生出版社,2015.

[8] 张倩.基于专科护士胜任力的护理硕士专业学位研
究生培养方案的构建[D/OL].上海：第二军医大
学,2017[2022-10-18]. https：//kns. cnki. net/kc-
ms/detail/detail. aspx? dbcode＝CMFD&dbname
＝CMFD201801&filename＝1017208215. nh&-un-
iplatform＝NZKPT&v＝xzoae-AEc6raV7PG4u_
rTkqfqyIvngOA12eb28XxFMitjFDqDDg-_T7eML-
yCzzkB.

[9] HAMRI A B，SPROSS J A，HANSON C M. Ad-
vanced practice nursing：an integrative approach
[M]. 2nd ed. Philadelphia：W. B saunders compa-
ny,2000.

[10] 韩世范,段志光,韩清华,等.新时代我国高级实践
护士药物处方范围专家共识（续）[J].护理研究,
2021,35(24):4325-4342.

[11] 张晓利.逐浪智慧护理[J].中国医院院长,2019,
(1):70-71.

[12] 周兰姝.我国老龄化背景下残疾态势分析及基于健

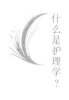

康老龄化理论的预防策略思考[J].解放军护理杂志，2022,39(1):1-3.

[13] 卫生部.中国护理事业发展规划纲要(2011—2015年)[EB/OL].[2022-10-18].http://www.gov.cn/gzdt/2012-01/10/content_2040677.htm.

[14] State of the world's nursing 2020[EB/OL].[2022-10-18].https://www.who.int/publications/i/item/9789240003279.

[15] 国家卫生健康委办公厅,民政部办公厅,国家中医药管理局办公室.关于印发医养结合机构服务指南(试行)的通知.[EB/OL].[2022-10-18].http://www.nhc.gov.cn/lljks/s7785/201912/023d8f04e-da24fc7b77ada29822c5523.shtml.

[16] 卫生部.关于下发医疗机构基本标准(试行的通知)[EB/OL].[2022-10-18].http://www.nhc.gov.cn/yzygj/s3576/201706/4d84820f321144c290ddaa-cba53cb590.shtml.

[17] 卫生部.学校卫生工作条例[EB/OL].[2022-10-18].http://www.nhc.gov.cn/fzs/s3576/201808/a42bc2ffbbc545339ab6cd1b9d0e104e.shtml.

[18] 人力资源和社会保障部,国家卫生健康委,国家中医药局.关于深化卫生专业技术人员职称制度改革的指导意见[EB/OL].[2022-10-18]. http://www. nhc. gov. cn/renshi/s3572/202108/b77ef44b1f7c4- 0bfb8a4381c2f70dc8e. shtml.

[19] 卫生部,人力资源和社会保障部.护士执业资格考试办法[EB/OL].[2022-10-18]. http://www. nhc. gov. cn/wjw/c100022/202201/1dbe21ce481a-46848cc7b18bd5f2eb3d. shtml.

[20] 卫生部.护士执业注册管理办法[EB/OL].[2022-10-18]. http://www. nhc. gov. cn/fzs/s3576/201808/deafdbfbc01e4db2b6309515e9ec092d. shtml.

[21] World Health Organization. The WHO Global Strategic Directions for Nursing and Midwifery (2021—2025).[EB/OL].[2022-10-18]. https://www. who. int/publications/i/item/9789240033863.

[22] 国家卫生健康委员会,国家发展和改革委员会,教育部.关于印发促进护理服务业改革与发展指导意见的通知[EB/OL].[2022-10-18]. http://www. nhc. gov. cn/yzygj/s7659/201807/1a71c7bea4a04-d5f82d1aea262ab465e. shtml.

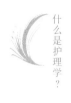

［23］世界卫生组织.《2020—2030 年健康老龄化行动十年》［EB/OL］.［2022-10-18］. https：//wenku. baidu. com/view/0717567ddc3383c4bb4cf7ec4afe-04a1b171b018. html.

［24］教育部.教育部关于加快建设高水平本科教育全面提高人才培养能力的意见［EB/OL］.［2022-10-18］. http：//www. moe. gov. cn/srcsite/A08/s7056/201810/t20181017 _ 351887. html？ from ＝ timeline&-isappinstalled＝0.

［25］美国不列颠百科全书公司. 不列颠百科全书：国际中文版［M］.北京：中国大百科全书出版社,1999.

# 后　记

搁笔掩卷，遐思迩想。

这本《什么是护理学?》撰写于上海疫情隔离期，付梓于抗疫攻坚时。从武汉疫情初现，护理天使们的身影始终未曾离开过战位，用他们的行动赢得了属于自己的荣耀。

随着全球老龄化的到来，以及大家对健康追求的不断提升，我们相信：护理未来一定会是被需要的一个专业，因为每个人可能都会有疾病缠身之时，在那一刻都希望能有一位护佑生命之士，与自己比肩而战、共同进退。在今年第111个国际护士节来临之际，国家推出了《全国护理事业发展规划(2021—2025年)》，不仅再次肯定了护

后
记

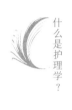

理的重要地位,也更加清晰地勾勒出护理发展的宏伟蓝图。我们深信:护理事业,未来可期!

本书从构思到成文,从提笔到成书,历经数稿,饱蘸深情的笔墨并不足以表达我们内心对这个专业的热爱,铅字墨香是我们对护理最好的礼赞。希望通过它能够让更多的人了解护理,了解护士,社会给予护理充分且足够的理解,人们才会更加尊重护士,更加促进护理事业的发展。我们坚信:护理会让你我的明天更加美好!

编　者

**2022 年 5 月于上海**

# "走进大学"丛书书目

什么是地质? 殷长春 吉林大学地球探测科学与技术学院教授(作序)

曾　勇 中国矿业大学资源与地球科学学院教授
首届国家级普通高校教学名师

刘志新 中国矿业大学资源与地球科学学院副院长、教授

什么是物理学? 孙　平 山东师范大学物理与电子科学学院教授

李　健 山东师范大学物理与电子科学学院教授

什么是化学? 陶胜洋 大连理工大学化工学院副院长、教授

王玉超 大连理工大学化工学院副教授

张利静 大连理工大学化工学院副教授

什么是数学? 梁　进 同济大学数学科学学院教授

什么是大气科学? 黄建平 中国科学院院士
国家杰出青年基金获得者

刘玉芝 兰州大学大气科学学院教授

张国龙 兰州大学西部生态安全协同创新中心工程师

什么是生物科学? 赵　帅 广西大学亚热带农业生物资源保护与利用国家重点
实验室副研究员

赵心清 上海交通大学微生物代谢国家重点实验室教授

冯家勋 广西大学亚热带农业生物资源保护与利用国家重点
实验室二级教授

什么是地理学? 段玉山 华东师范大学地理科学学院教授

张佳琦 华东师范大学地理科学学院讲师

什么是机械? 邓宗全 中国工程院院士
哈尔滨工业大学机电工程学院教授(作序)

王德伦 大连理工大学机械工程学院教授
全国机械原理教学研究会理事长

什么是材料? 赵　杰 大连理工大学材料科学与工程学院教授

| 什么是自动化？ | 王　伟 | 大连理工大学控制科学与工程学院教授<br>国家杰出青年科学基金获得者（主审） |
| | 王宏伟 | 大连理工大学控制科学与工程学院教授 |
| | 王　东 | 大连理工大学控制科学与工程学院教授 |
| | 夏　浩 | 大连理工大学控制科学与工程学院院长、教授 |
| 什么是计算机？ | 嵩　天 | 北京理工大学网络空间安全学院副院长、教授 |
| 什么是土木工程？ | | |
| | 李宏男 | 大连理工大学土木工程学院教授<br>国家杰出青年科学基金获得者 |
| 什么是水利？ | 张　弛 | 大连理工大学建设工程学部部长、教授<br>国家杰出青年科学基金获得者 |
| 什么是化学工程？ | | |
| | 贺高红 | 大连理工大学化工学院教授<br>国家杰出青年科学基金获得者 |
| | 李祥村 | 大连理工大学化工学院副教授 |
| 什么是矿业？ | 万志军 | 中国矿业大学矿业工程学院副院长、教授<br>入选教育部"新世纪优秀人才支持计划" |
| 什么是纺织？ | 伏广伟 | 中国纺织工程学会理事长（作序） |
| | 郑来久 | 大连工业大学纺织与材料工程学院二级教授 |
| 什么是轻工？ | 石　碧 | 中国工程院院士<br>四川大学轻纺与食品学院教授（作序） |
| | 平清伟 | 大连工业大学轻工与化学工程学院教授 |
| 什么是海洋工程？ | | |
| | 柳淑学 | 大连理工大学水利工程学院研究员<br>入选教育部"新世纪优秀人才支持计划" |
| | 李金宣 | 大连理工大学水利工程学院副教授 |
| 什么是航空航天？ | | |
| | 万志强 | 北京航空航天大学航空科学与工程学院副院长、教授 |
| | 杨　超 | 北京航空航天大学航空科学与工程学院教授<br>入选教育部"新世纪优秀人才支持计划" |
| 什么是生物医学工程？ | | |
| | 万遂人 | 东南大学生物科学与医学工程学院教授<br>中国生物医学工程学会副理事长（作序） |
| | 邱天爽 | 大连理工大学生物医学工程学院教授 |
| | 刘　蓉 | 大连理工大学生物医学工程学院副教授 |
| | 齐莉萍 | 大连理工大学生物医学工程学院副教授 |

什么是食品科学与工程？

朱蓓薇　中国工程院院士

　　　　大连工业大学食品学院教授

什么是建筑？　齐　康　中国科学院院士

　　　　东南大学建筑研究所所长、教授（作序）

　　　　唐　建　大连理工大学建筑与艺术学院院长、教授

什么是生物工程？贾凌云　大连理工大学生物工程学院院长、教授

　　　　入选教育部"新世纪优秀人才支持计划"

　　　　袁文杰　大连理工大学生物工程学院副院长、副教授

什么是哲学？　林德宏　南京大学哲学系教授

　　　　南京大学人文社会科学荣誉资深教授

　　　　刘　鹏　南京大学哲学系副主任、副教授

什么是经济学？原毅军　大连理工大学经济管理学院教授

什么是社会学？张建明　中国人民大学党委原常务副书记、教授（作序）

　　　　陈劲松　中国人民大学社会与人口学院教授

　　　　仲婧然　中国人民大学社会与人口学院博士研究生

　　　　陈含章　中国人民大学社会与人口学院硕士研究生

什么是民族学？南文渊　大连民族大学东北少数民族研究院教授

什么是公安学？靳高风　中国人民公安大学犯罪学学院院长、教授

　　　　李姝音　中国人民公安大学犯罪学学院副教授

什么是法学？　陈柏峰　中南财经政法大学法学院院长、教授

　　　　第九届"全国杰出青年法学家"

什么是教育学？孙阳春　大连理工大学高等教育研究院教授

　　　　林　杰　大连理工大学高等教育研究院副教授

什么是体育学？于素梅　中国教育科学研究院体卫艺教育研究所副所长、研究员

　　　　王昌友　怀化学院体育与健康学院副教授

什么是心理学？李　焰　清华大学学生心理发展指导中心主任、教授（主审）

　　　　于　晶　曾任辽宁师范大学教育学院教授

什么是中国语言文学？

赵小琪　广东培正学院人文学院特聘教授

　　　　武汉大学文学院教授

　　　　谭元亨　华南理工大学新闻与传播学院二级教授

什么是历史学？张耕华　华东师范大学历史学系教授

什么是林学？　张凌云　北京林业大学林学院教授

　　　　张新娜　北京林业大学林学院副教授